U0231422

301 医院营养专家

糖尿病饮食一本通

刘英华　徐　庆/主编

编委（按姓氏拼音排序）

陈康	吕春健（解放军总医院第一附属医院）	于晓明
李峰	孟斌（武警医学院）	张国庆
李婧	邱继红	张荣欣
李祥（西南医科大学）	薛长勇	张新胜
林宁（成都军区总医院）	王斌（第三军医大学）	张永
刘鹿	王磊（武警总医院）	张月红
刘新焕	徐庆	
刘英华	杨博	

化学工业出版社

·北京·

图书在版编目（CIP）数据

301医院营养专家：糖尿病饮食一本通/刘英华，徐庆主编．—北京：化学工业出版社，2017.5（2024.11重印）

ISBN 978-7-122-29350-3

Ⅰ.①3… Ⅱ.①刘…②徐… Ⅲ.①糖尿病－食物疗法 Ⅳ.①R247.1

中国版本图书馆CIP数据核字（2017）第064932号

责任编辑：傅四周　　　　　　　　　　　文字编辑：何　芳
责任校对：边　涛　　　　　　　　　　　装帧设计：尹琳琳

出版发行：化学工业出版社（北京市东城区青年湖南街13号　邮政编码100011）
印　　装：大厂回族自治县聚鑫印刷有限责任公司
710mm×1000mm　1/16　印张12¹⁄₂　字数213千字　2024年11月北京第1版第10次印刷

购书咨询：010-64518888　　　　　　　　售后服务：010-64518899
网　　址：http://www.cip.com.cn
凡购买本书，如有缺损质量问题，本社销售中心负责调换。

定　　价：35.00元　　　　　　　　　　　版权所有　违者必究

随着社会经济的快速发展，物质生活水平的提高，人们的饮食越来越丰富，饮食习惯和饮食结构都发生了巨大的变化，而许多人体力活动却越来越少，这些都促使肥胖、糖尿病等慢性病在中国成为流行病。而糖尿病的增长趋势在近十多年里表现尤为显著。据公开发表的研究报道统计，截至2013年，中国糖尿病患者数量已经从2007年的大约9250万人跃增到约1.1亿人，糖尿病患病率从9.7%增长到11.6%，我国已成为糖尿病患者最多的国家之一。

到目前为止，糖尿病还无法根治，所有的治疗方法都是对症治疗，一旦患病，往往伴随终生。其实，糖尿病本身并不可怕，真正可怕的是糖尿病的并发症，糖尿病带来的危害几乎都来自它的并发症。糖尿病（血糖）一旦控制不好会引起肾、眼、足等多部位的衰竭病变且无法治愈。

糖尿病一旦确诊，就无法彻底治愈，但及早对糖尿病进行管理，能避免尿毒症、失明等并发症的严重后果。糖尿病的管理是一个多方面协调配合的系统工程，包括饮食调控、运动治疗、合理用药和血糖监测等，而不是靠简单吃药就能解决的。正所谓"民以食为天"，饮食调控作为糖尿病患者每日必做的功课，是糖尿病防治的基础。大部分糖尿病患者可以通过饮食来调节和控制血糖，避免并发症的发生，维护身体健康。因此，如何通过饮食来调节和控制血糖，则是糖尿病患者十分关注的问题。

"授之以鱼，不如授之以渔。"为了给糖尿病患者及其高危人群提供具体和直观的帮助，实际指导大家将科学的饮食调控方法有效运用到生活中，本书针对糖尿病的病因、常见并发症、营养知识、保健品选择以及就医指南等各方面进行解读，告诉糖友们患了糖尿病应该吃什么、何时吃、怎么吃、吃多少。同时提供了一些糖尿病饮食中常用的小工具、食谱范例等，帮助糖友们轻松掌握营养知识，做到合理饮食，既能均衡营养，又能控制血糖，何乐而不为呢？

　　当然，医学发展日新月异，新知识、新观点也不断涌现。本书力求给大家介绍既新鲜又靠谱的知识，但受限于编者的水平与经验，书中难免有一些疏漏与不当之处，恳请各位读者多提宝贵意见，供今后补充与修订。

　　最后，与其闻"糖"色变，不如与"糖"共舞。希望本书可以帮助糖友们吃对食物，有效控制血糖；吃对方法，让身体更健康。祝生活更美好！

编者

2017年5月

Chapter

第一章

带您认识糖尿病

1 ————————

c o n t e n t s

Chapter

第二章

糖友都易得哪些病
18

Chapter

第三章
糖友都要懂点营养学
36

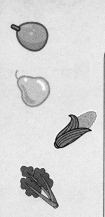

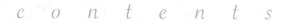

Chapter

第四章

糖友怎么吃才对
56

Chapter

第五章
食物也要排名次
90

c o n t e n t s

c o n t e n t s

Chapter

Chapter

Chapter

第八章

患者常用小工具
164 ————————

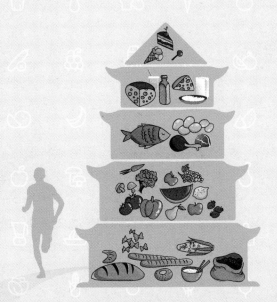

第一章

带您认识糖尿病

第一节

糖尿病是什么

一、认识糖尿病

糖尿病是一组以血糖升高为特征的，涉及碳水化合物、脂肪和蛋白质代谢的代谢性疾病。糖尿病患者血液中葡萄糖的量过高（高血糖症），是因为身体胰腺胰岛细胞产生的胰岛素不足，或者不产生胰岛素，或对产生的胰岛素没有正常的反应，导致在血液中积累太多的葡萄糖，这种过量的血糖最终通过尿从身体排出。代谢是指我们身体利用消化的食物来获得能量和生长的方式。我们吃的食物中所含的碳水化合物被分解成葡萄糖。葡萄糖是血液中糖的一种形式，它是我们身体的主要能量来源。当我们吃进的食物被消化后，葡萄糖被吸收进入我们的血液。细胞利用葡萄糖作为能量保持生长。胰岛素使细胞可以摄取葡萄糖，它是由胰腺产生的激素。进食后，胰腺自动释放足够量的胰岛素，使血液中葡萄糖进入细胞内代谢，一旦葡萄糖进入细胞内，则血糖水平下降；当没有胰岛素时，葡萄糖不能进入细胞内，则血糖水平升高。这种过量的血糖最终从尿中排出。因此，即使血液中有足够的葡萄糖，细胞得不到葡萄糖，也会因为它们的基本能量和生长需求而受到影响。长时间的高血糖水平可出现多尿、多饮、多食和体重下降，有时还可伴皮肤瘙痒、视物模糊等症状。如果不治疗，糖尿病可导致许多并发症。急性并发症可包括糖尿病性酮症酸中毒、非酮性高渗性昏迷或死亡；严重的长期并发症包括心脏病、脑卒中、慢性肾功能不全、足部溃疡和眼底损伤甚至失明。

二、如何判断患有糖尿病

糖尿病的特征在于复发性或持续性高血糖，高血糖是诊断糖尿病的重要依据，并且通过证明以下任一种来诊断：

- 空腹血浆葡萄糖水平≥7.0mmol/L（126mg/dL）；
- 葡萄糖耐量试验中，口服75g葡萄糖负荷后2h血浆葡萄糖≥11.1mmol/L

（200mg/dL）；

· 糖尿病症状加上任意时间血糖水平≥11.1mmol/L（200mg/dL）；

· 糖化血红蛋白（HbA1C）≥48mmol/mol（≥6.5DCCT%）。

三、什么是糖尿病前期

糖尿病前期（糖调节受损）是指介于正常糖耐量和糖尿病之间的状态，是指空腹血浆葡萄糖和（或）口服葡萄糖耐量试验2h血浆葡萄糖升高但未达到糖尿病诊断标准，存在三种情况，即空腹血糖受损或糖耐量减低或两者同时存在。空腹血糖水平6.1～6.9mmol/L（110～125mg/dL）被认为空腹血糖受损。在口服75g葡萄糖负荷后2h血浆葡萄糖为等于或大于7.8mmol/L（140mg/dL）但小于11.1mmol/L（200mg/dL），被认为有糖耐量减低。绝大多数2型糖尿病患者患病前处于糖尿病前期，他们的血糖水平高于正常，但不足以诊断为糖尿病，体内的细胞正在变得对胰岛素有抗性。研究表明，即使在糖尿病前期，可能已经发生了对循环系统和心脏的一些损害，是发展为糖尿病以及心血管疾病的主要风险因素。

世界卫生组织（WHO）2011年推荐采用糖化血红蛋白（也称为HbA1C）诊断糖尿病，HbA1C≥6.5%可诊断为糖尿病。HbA1C是血红蛋白的一种形式，反映近2～3个月的平均血糖水平，多数通过静脉血糖测得，检测时间无限定。正常值4%～6%，达标值<7%。治疗之初至少每3个月一次，治疗达标后可每6个月一次。HbA1C是长期血糖控制最重要的评估指标，也是指导临床调整治疗方案的重要依据之一。见表1-1。

表1-1 世界卫生组织（WHO）糖尿病诊断标准

项目	餐后2h血糖	空腹血糖	HbA1C	
	mmol/L（mg/dL）	mmol/L（mg/dL）	mmol/mol	DCCT%
正常范围	<7.8（<140）	<6.1（<110）	<42	<6.0
空腹血糖受损	<7.8（<140）	≥6.1（≥110）且<7.0（<126）	42～46	6.0～6.4
葡萄糖耐量降低	≥7.8（≥140）且<11.1（<200）	<7.0（<126）	42～46	6.0～6.4
糖尿病	≥11.1（≥200）	≥7.0（≥126）	≥48	≥6.5

❶ 血糖

血糖为血液中所含的葡萄糖，来自食物中的糖（或碳水化合物）、脂肪、蛋白质，也有一部分是由体内其他物质转变而来的。正常人血糖浓度相对稳定在 70 ~ 110mg/dL（3.9 ~ 6.1mmol/L）。我们日常食物的营养成分包括糖、蛋白质、脂肪、矿物质、无机盐和维生素等。以糖为例，米饭、糕点、面食、糖果、饮料等都含有糖，这些物质进入胃肠道之后，经过消化分解为葡萄糖，吸收入血即为血糖。葡萄糖随血液循环送往全身各处供机体利用，它是人体能量的主要来源。过多的葡萄糖会在胰岛素的作用下变成糖原储存在肝脏和肌肉中备用，用不了的部分就转化成脂肪储存起来，多余脂肪的日积月累就会使人体逐渐发胖。

❷ 胰岛素

胰岛素来源于胰腺，由胰岛内的 β 细胞产生，并释放入血液。胰岛素是一种分子量较小的蛋白质。胰岛素的作用是使细胞利用葡萄糖而降低血糖和脂质合成。健康人在正常情况下，血糖能维持在相对恒定的范围内，其中胰岛素起着重要的作用。在肌肉里，胰岛素好像钥匙，能打开细胞的门，让葡萄糖进入细胞当中，发挥给细胞做能源等用途。因为胰岛素让血糖进入细胞，所以血糖会降低，细胞也因此获得足够的能量供代谢消耗。在脂肪组织中，胰岛素可以抑制脂肪的分解，可以促进能源以脂肪的形式储存。在肝脏中，胰岛素主要是促进糖原的合成，结果使血糖浓度降低。没有胰岛素，葡萄糖就不能进入到细胞内被利用，血糖就会升高。

糖尿病患者血液中的胰岛素含量或活性低于正常水平。饱餐之后，血液中血糖水平很高，胰岛素不能充分承担降糖作用，过量的糖滞留在血液中，不能被肌肉、大脑等组织利用。身体细胞利用葡萄糖受阻，血糖就会升高。

小知识 ❸

胰岛素抵抗

正常状态下，胰岛素能激活肌肉、肝脏、脂肪组织中的胰岛素信号通路，从而实现降低血糖的功能。在2型糖尿病患者，自身也能产生足量胰岛素，但机体细胞无法对它做出反应，因此导致糖代谢障碍，即胰岛素抵抗。在经济条件允许随心所欲挑选食物的时候，尤其是所吃的食物越来越精细，高糖高能量食物越来越多，超重和肥胖者也越来越多。而肥胖本身，尤其是腹部肥胖就会造成胰岛素的作用不好，因此，胖人较易患糖尿病。胰岛素抵抗还可能会随着增龄、缺少体育活动和不良生活方式而加剧。

小知识 ❹

空腹血糖受损

空腹血糖受损是一种糖尿病前期，其中禁食期间的血糖水平始终高于正常血糖水平，然而，这种高的血糖水平不足以被诊断为糖尿病，称糖尿病前期。这种糖尿病前期状态与胰岛素抵抗和增加的心血管病变风险相关，尽管具有比葡萄糖耐量减低更低的风险。如果没有改变生活方式，空腹血糖受损可以进展到2型糖尿病。10年内发展为明显糖尿病的风险为50%。最近的一项研究提出平均进展时间少于3年。

第二节

糖尿病治疗的前世今生

糖尿病营养治疗一直被视为糖尿病治疗的基石之一，其重要性在现代科学医学时代之前就被公认。在此基础上酌情给予药物治疗，才能实现血糖的长久控制。随着对糖尿病的认识逐渐加深，治疗方法也不断改进，最早期的治疗是从饮食治疗开始的。

一、饥饿疗法

人类对糖尿病的认识最早可追溯至公元前1500年的古埃及。对糖尿病的描述在古埃及、古印度和中国医学文献中以及在古希腊和阿拉伯的文献中都有记载。虽然疾病识别的历史十分悠久，但在那段时间，由于对解剖学、病理生理学和诊断工具的知识不足，医生对于糖尿病一直束手无策，正如公元2世纪希腊医生Aretaeus所描述的那样："糖尿病是一种非常可怕的疾病，患者的生命是短暂的、不愉快的、十分痛苦的，患者会反复出现恶心、疲劳、烦渴，过不了多久，就会死亡"。中国古代的张仲景曾描述患者的症状为有强烈的口渴症状，因此多饮、多尿、尿液有甜味和体重减轻是特征性表现，称消渴症。Aretaeus曾使用玫瑰油、海枣、稀粥等治疗糖尿病；18世纪前的西方医生还尝试过杏仁、毒蛇、红珊瑚等奇怪治疗方法，由于不能从解剖和生理上认识糖尿病，这些努力都以失败告终。

在1921年第1个糖尿病治疗药物——胰岛素诞生之前，低能量饮食一直被作为糖尿病患者唯一的有效选择，或极低能量（400～500kcal/d）的饥饿饮食，被称为艾伦饮食。在17世纪，Thomas Willis就开始用严格的饮食控制来治疗糖尿病，John Rollo 在1797年报告了低能量、低碳水化合物饮食治疗肥胖糖尿病患者的成功案例。Rollo还会给糖尿病患者开具厌食药物，如锑剂。19世纪中后期，法国医生Bouchardat发现在饮食定量配给的情况下尿糖反而消失了。英国医生John Rollo进一步发现，当糖尿病患者进食面包、谷物、水果等食品时，尿糖增多，而吃肉类食品时尿糖相对减少，后来他倡导了影响深远的低碳水化合物、高脂肪、高蛋白饮食模式。20世纪初，美国医生Frederick Allen的饥饿疗法或许是最著名的糖尿病饮食方案，他主张严格限制能量摄入，对血糖、尿糖进行密切监控，详细安排和记录三餐和运动时间。这种方法确实延缓了很多1型糖尿病患者的生存时间，但饥饿给患者带来无尽的痛苦。

各种饮食方案的共同特点就是严格限制能量的摄入，或者被称作"饥饿疗法"，这是一种没有治愈糖尿病的方法，它只是在短时间内延长了生命，或者仅仅能够起到稍稍延缓病情恶化的作用，糖尿病患者往往死于营养不良。

二、单纯主食控制法

1921年人类发现了胰岛素后一直到20世纪50年代，糖尿病饮食同样是控制能量摄入量，但碳水化合物的量增加至每日总能量的35%～40%。糖尿病患者的饮食控制方法首先出现了主食固定法和称重法，其原则是强调以控制碳水化合物为目的。多数人认为单纯控制主食即可达到营养治疗的目的，而忽视副食和油脂类食物等因素的影响，因而产生同样主食控制情况下而能量摄入大不相同，并且三大营养素比例失调的现象。虽然此法简单易行，但存在上述缺点而影响其疗效。尤其是某些患者对食物质量概念模糊，仅靠大概数或对食物的好恶挑选食物，容易造成血糖不稳定。

三、平衡饮食法

1950～1990年初，碳水化合物的供能比逐渐增加，脂肪供能比降低，各种糖尿病治疗药物陆续问世，饮食治疗依然被视为糖尿病的基础治疗。20世纪50年代后，人们逐渐认识到，虽然饮食中的碳水化合物转化为葡萄糖的速度最快，但如果过度限制主食，长期不进食或极少进食碳水化合物，会使脂肪过度提供能量，对以葡萄糖供能为主的大脑和心肌代谢带来不利影响，同时高脂肪、高蛋白的过量摄入加重肝肾代谢负荷，且使心脑血管并发症的发病率升高。因此碳水化合物的供能比逐步提高至60%～65%，脂肪供能比降至25%～30%。到20世纪70年代后期，由于心血管死亡的发生率增加，特别是强烈要求在糖尿病患者中减少总脂肪和膳食饱和脂肪摄入，这些认识的更新使得高碳水化合物饮食又成为近20余年来医生的主流推荐。

在1994年之前，美国糖尿病协会试图定义糖尿病营养处方的理想的大量营养素百分比。然后，通过基于理论能量需求和使用碳水化合物、蛋白质和脂肪的理想百分比确定个体的能量需求，确定营养处方，例如能量1800kcal、碳水化合物225g（占能量的50%）、蛋白质90g（占能量的20%）和脂肪60g（占能量的30%）。虽然个性化是所有建议的基本原则，但个体化必须在营养处方的范围内进行，这极大地限制了灵活性和个性化。这期间，更为精确的科学饮食概念，如食物交换份数、血糖生成指数、食物血糖负荷陆续被引入实际生活，糖尿病患者的身边开始出现称重仪、计算器等小工具，吃什么、吃多少都可以被精细计划和计算，但同时也让很多新患者对饮食管理望而生畏。

❺ **食物交换份**

将常见食物按照恒量营养素量划分成不同类别，同类食物中一定质量内所含的蛋白质、脂肪、碳水化合物的结构相近，产生能量也相近。食物间可以互换。目前国内用得比较多的是食物交换份法，基本方法是把食物分成4大类（8小类），每份食物的能量都是90kcal。医生给患者确定好每天各类食物各吃多少份，患者可以自由在分类表中选择吃的品种。患者掌握并且执行食物交换份法以后，血糖控制改善。

❻ **血糖生成指数（GI）**

进食恒量的食物（含50g碳水化合物）后，2～3h内的血糖曲线下面积比空腹时的增幅除以进食50g葡萄糖后的相应增幅。通常定义GI≤55%为低GI食物，55%～70%为中GI食物，GI≥70%为高GI食物。

❼ **血糖负荷（GL）**

100g质量的食物中可利用碳水化合物（g）与GI的乘积。GL≥20为高GL食物，10～20为中GL食物，GL≤10为低GL食物。

四、糖尿病医学营养治疗

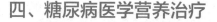

美国糖尿病协会在1994年提出了糖尿病的医学营养治疗（MNT），推荐含高膳食纤维的饮食，碳水化合物可占总能量的60%～70%，包括各种新鲜水果和蔬菜，限制精制糖和脂肪，特别是低饱和脂肪；同时提供运动计划，保持健康体重。美国糖尿病协会建议糖尿病患者根据需要进行个体化的医疗营养治疗，以实现治疗目标，最好是注册营养师或营养学家熟悉糖尿病的医学营养治疗的组成部分。强调营养治疗结果以及持续教育和支持的评估也必须是护理计划的一部分，是基于对生活方式改变的评估，这将有助于糖尿病个体实现和维持治疗目标，同时采用患者能够和愿意做出的改变。我国在2010年也有了糖尿病的医学营养治疗指南。但目前我国专门指导糖尿病防治的营养师尚少，糖尿病患者接受医学营养治疗不普遍，还需要广泛宣传和应用，以得到糖尿病患者的认可。

小知识 ❽

医学营养治疗（MNT）

临床条件下对特定疾病采取的营养治疗措施。包括对患者进行个体化营养评估、诊断以及治疗方案的制定、实施及监测。

五、糖尿病生活方式治疗

到了20世纪80年代，随着更多研究结果和证据的出现，糖尿病饮食的概念逐渐被健康饮食观念所取代，即没有绝对的糖尿病专属饮食和营养素配比。从证据中出现的是总能量摄入的重要性，而不是能量的来源。推崇饮食平衡，饮食中的碳水化合物主要由富含膳食纤维的食物来提供。总能量摄入由糖尿病个体意愿和能够做出的变化决定。个人偏好（例如传统、文化、宗教、健康信仰和目标、经济学）和代谢目标决定了每个人的适当的饮食模式，使个性化至关重要。主张糖尿病患者要根据个人当下的饮食模式、偏好及目标，在营养专业人员的指导下选择适合自己的个性化饮食。

进入21世纪，饮食治疗的焦点主要集中于如何通过合理地限制能量摄入帮助超重或肥胖患者预防或延缓2型糖尿病的发生，以及帮助过度肥胖的糖尿病患者改善血糖等代谢指标的控制。营养均衡的低能量或极低能量饮品，高蛋白质、低碳水化合物、高膳食纤维食品或半成品，各种各样被设计为能够减少能量摄入的减肥食品层出不穷。特殊补充剂膳食纤维（如瓜尔胶）曾短暂流行过，用糖醇替代单糖的糖尿病特殊食品也曾火过一段时间，但由于价格较贵且存在潜在危害而逐渐降温。但是，快速减重存在风险，各种潮流减肥食品也可能带来代谢紊乱和营养不良。

六、健康的膳食模式

目前认识到糖尿病和心血管疾病的管理中，整体饮食模式对疾病预防和控制具有重要意义，而不是单一的营养素。有研究表明，低碳水化合物、低血糖指数、高蛋白、停止高血压的膳食方法（DASH）和地中海饮食模式是最有效的管理糖尿病的膳食模式。这些健康饮食模式通常富含水果、蔬菜、坚果、豆类、鱼类、乳制品和植物油，以及较低的红肉、加工红肉、精制谷物、盐和添加糖。这种模式通常含有高膳食纤维、维生素、抗氧化剂、矿物质、多酚和不饱和脂肪酸，较低的血糖指数、血糖负荷、钠盐和反式脂肪酸。

第三节
糖尿病的病因、分型

一、糖尿病的病因

病因至今还不十分清楚，只是找到了一些与糖尿病发病相关的因素。一般认为，糖尿病是在遗传因素和环境因素（包括摄入能量过剩、体力活动量不足、肥胖、心理压力过大等）的共同作用下，由于胰岛素分泌缺乏和（或）胰岛素抵抗而引起碳水化合物、脂肪、蛋白质、水和电解质的代谢异常的一种慢性终身性疾病。

二、糖尿病的分型

按照世界卫生组织（WHO）及国际糖尿病联盟（IDF）专家组的建议，糖尿病可分为1型、2型、其他特殊类型及妊娠糖尿病四种。

1.1型糖尿病

身体不产生胰岛素，主要是由于β细胞破坏使胰岛素分泌绝对缺乏而引起的糖尿病。过去称为胰岛素依赖型糖尿病，1型糖尿病通常在40岁之前发病，多见于儿童、青少年。1型糖尿病患者需要注射胰岛素，同时还必须通过定期监测血糖和控制饮食来确保适当的血糖水平。

2.2型糖尿病

主要是胰岛素分泌相对不足，或身体中的细胞不对胰岛素反应（胰岛素抵抗）所致。2型糖尿病通常是进行性疾病，需要健康饮食，坚持一定的体力活动，控制体重，监测血糖水平，根据病情还可能需要服用口服药物和（或）胰岛素来控制血糖水平。由于糖尿病患者的心血管疾病风险高得多，因此必须定期监测血压和胆固醇水平。

3.其他特殊类型糖尿病

已经知道明确原因（如基因异常、疾病、药物等）的糖尿病。

4.妊娠期糖尿病

女性在妊娠期间发现有高血糖，并且身体不能产生足够的胰岛素，导致葡萄糖水平逐渐上升。在妊娠期间诊断的糖尿病为妊娠期糖尿病。如果妊娠期糖尿病不控制血糖水平，常分娩出巨大婴儿，以及能增加分娩期并发症的风险，所以需要通过运动和饮食来控制妊娠期糖尿病。10% ~ 20%的妊娠期糖尿病患者需要服用某种降糖药物。

.第四节

糖尿病的症状

一、典型症状

"三多一少"即多尿、多饮、多食及体重减轻，且伴有疲乏无力。

1.多尿

每天排尿量可达2L，甚者高达10L。严重的糖尿病患者一天由尿中排出葡萄糖500g以上。排尿次数也增多，1 ~ 2h就可能小便一次。血糖越高，排出的尿糖越多，尿量也越多。

2.多饮

由于多尿，水分丢失过多，出现烦渴、多饮。排尿越多，饮水也越多，成正比关系。

3.多食

葡萄糖是人体内能量的主要来源。由于大量排糖，人体处于半饥饿状态，缺乏能量，需要补充，引起食欲增加，产生饥饿感，导致患者食量增加，总有吃不饱的感觉。

4.消瘦

因绝对或相对缺乏胰岛素，不能充分利用葡萄糖，身体就需要用蛋白质和脂肪来补充能量，使体内蛋白质及脂肪消耗增多，加上因多尿失去大量的水分和尿糖，患者体重减轻、消瘦乏力。此外，高血糖致眼晶状体渗透压改变影响屈光度而出现视物模糊，手和脚有麻木感等。

二、不典型症状

许多患者并无典型或明显的"三多一少"症状。在发病的早期可无任何症状，有的患者空腹血糖正常，但饭后有高血糖及尿糖；有的患者仅有轻度的症状，并错误地认为体重下降是工作太忙，多食被认为是食欲好，多饮多尿是自己的习惯，而不认为是疾病；这些患者往往在一段时间或若干年后，因为视力减退、牙周炎、皮肤感染、足部溃疡或心血管病等到医院进行检查时，才被发现有高血糖，进而确诊为糖尿病。这时候，并发症损害往往已经存在。所以要定期体检，早期发现糖尿病，及时饮食控制高血糖，包括适当减少碳水化合物的摄取、低脂饮食等，阻止或延缓并发症的发生，减轻负担。

第五节

糖尿病及其并发症的预防

一、糖尿病发病的危险因素及预防

1.肥胖症

体力活动减少及进食量增多而致肥胖症，是指体内的脂肪总含量和（或）局部脂肪含量过多。过剩的能量以脂肪的形式积存于体内，这是一个缓慢积累的过程。每天多储备仅1%的能量，就能在1年内积累10000kcal的能量，会使体脂肪增加1kg以上。如果脂肪主要在腹部积蓄过多，被称为中心性肥胖，是2型糖尿病患者中最常见的危险因素。

肥胖症患者常发生胰岛素抵抗（对胰岛素不敏感）现象和空腹胰岛素水平较高，因此影响到对葡萄糖的转运、利用和蛋白质合成。中心型脂肪分布比全身型脂肪分布的人患糖尿病的危险性更大；肥胖持续的时间越长，发生2型糖尿病的危险性越大。儿童青少年时期开始肥胖、18岁后体重持续增加和腹部脂肪堆积者患2型糖尿病的危险性更大。

腰围超标、血清甘油三酯和低密度脂蛋白胆固醇升高、高密度脂蛋白胆固醇降低、血压升高和空腹血糖异常高等被称为"代谢综合征"，有很强的致动脉粥样硬化作用。代谢综合征与胰岛素抵抗密切相关，肥胖、腰围超标和缺少体力活动是造成胰岛素抵抗的重要因素。

小知识❾   **判断肥胖程度的方法**

① 体重指数（BMI）：是以体重（千克，kg）除以身高（米，m）的平方，即BMI=体重/（身高×身高）（kg/m²）。正常体重指数18.5～23.9kg/m²，大于或等于24kg/m²为超重，大于或等于28kg/m²为肥胖。

② 腰围：是指腰部周径的长度。男性腰围大于85cm及女性腰围大于80cm为腹部或向心性肥胖（腰部体脂增多）。

2. 及早预防

空腹血糖受损和糖耐量受损，两者均被认为是糖尿病前期，即血糖水平高于正常值，但达不到糖尿病，是任何类型糖尿病均可能经过的由正常人发展至糖尿病患者的移行阶段。此期的血糖水平及所伴其他代谢异常已使器官组织发生损害，尤其是动脉粥样硬化性心血管病变。这种情况下应采取以前未采取的行动如饮食控制和改变生活方式，包括戒烟限酒、心理平衡、适度的体重减轻（体重减轻5%～10%）和规律的体力活动（每天不少于30min的中等强度的体力活动），饮食控制包括减少碳水化合物的摄取、食用含膳食纤维高的主食及其他食品、低脂饮食等来降低发生糖尿病的危险。

提示：有下列情况的人应定期去医院体检，及早发现糖尿病。

① 食欲正常但体重减轻，或原来肥胖而近来体重减轻并伴有乏力，找不出原因。

② 妇女分娩巨大儿（体重4000g），有过妊娠并发症（如多次流产、妊娠中毒

症、羊水过多、胎死宫内、死产等）。

③ 年龄超过45岁，或40岁以上有糖尿病家族史者。

④ 肢体溃疡久治不愈。

⑤ 体重超重者（BMI超过24），特别是腹部肥胖者。

⑥ 有高血压（≥140/90mmHg）、高脂血症[高密度脂蛋白胆固醇<35mg/dL（0.90mmol/L）或血甘油三酯>250mg/dL（2.82mmol/L）]者。

⑦ 有反应性低血糖者。

⑧ 突然视物模糊。

⑨ 无原因的周身皮肤瘙痒及反复感染。

⑩ 阴部瘙痒，女患者反复的尿路感染。

⑪ 下肢麻木疼痛，感觉异常而找不到原因。

⑫ 男性性功能障碍。

二、糖尿病的并发症

糖尿病可导致许多并发症。与患病率形成鲜明对比的是，人们对于糖尿病危害的认识相当不足。很多血糖异常的患者并未坚持接受治疗，甚至根本不知道自己已经患上了糖尿病。很多时候，糖尿病（主要是2型糖尿病）并不会在短期之内让人感觉不舒服，因此人们往往会感觉血糖高一些也没什么大不了。但是，长期的糖代谢异常会慢慢侵蚀人体健康，带来严重的后果。如果人体长期处于高血糖状态，就好像身体的各种器官泡在"糖浆"里，器官会受到腐蚀和损伤，最终导致各种器官的并发症的发生。例如，长期高血糖的状态会对血管造成明显的损伤，导致动脉粥样硬化以及微血管病变；由于血管病变风险的增加，糖尿病患者更容易出现心脑血管疾病或器官功能不全或衰竭，导致残废或者早亡。微血管病变也可损害视网膜的功能，严重时可导致失明。周围神经病变和下肢血管病变可导致下肢溃疡、坏疽、截肢和关节病变的危险。调查显示，糖尿病患者下肢截肢的风险可达非糖尿病患者的40倍，这与糖尿病足的发生有关；自主神经病变可引起胃肠道、泌尿生殖系及心血管等症状与性功能障碍；常合并有高血压、脂代谢异常等心脑血管病。如不进行积极防治，将降低糖尿病患者的生活质量，寿命缩短，病死率增高。急性并发症可包括糖尿病性酮症酸中毒，非酮性高渗性昏迷或死亡。

常见的并发症（图1-1）如下。

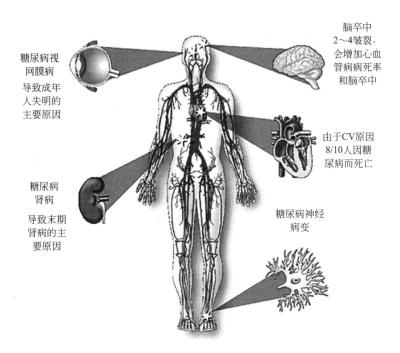

图1-1 糖尿病常见并发症

① 眼部并发症：青光眼，白内障，糖尿病性视网膜病变等。

② 足并发症：神经病，溃疡，有时坏疽，可能需要截肢。

③ 皮肤并发症：糖尿病患者更容易受到皮肤感染和皮肤疾病的影响。

④ 心脏问题：缺血性心脏病。

⑤ 高血压：糖尿病患者常见，可增加肾脏疾病、眼睛问题、心脏病发作和脑卒中的风险。

⑥ 心理健康：血糖控制差的糖尿病患者会增加患抑郁症、焦虑和一些其他精神障碍的风险。

⑦ 听力损失：糖尿病患者有较高的听力问题的风险。

⑧ 口腔问题：糖尿病患者的牙龈疾病患病率高得多。

⑨ 胃轻瘫：血糖长期处于高的水平，会出现胃动力减退或停止。

⑩ 酮症酸中毒：血液中酮体水平增加，导致酸中毒。

⑪ 周围神经损伤：出现手脚麻木、疼痛等感觉异常。

⑫ 高渗性高血糖非酮症综合征：血糖水平过高，血液或尿液中不存在酮体。这是一个紧急情况。

⑬ 肾病：长期高血糖水平，可导致慢性肾功能不全。

⑭ 外周动脉疾病：腿部疼痛、刺痛，有时有走路问题。

⑮ 脑卒中：高血糖伴有高血压、高胆固醇血症，脑卒中的风险显著增加。

⑯ 感染：严重控制糖尿病的人更容易感染，皮肤的化脓性感染如疖和蜂窝织炎等。

⑰ 伤口愈合：切口或伤口愈合缓慢或不愈合。

三、糖尿病并发症的预防

1. 糖尿病控制目标

目标是提高糖尿病患者的生活质量和保持良好的心理状态，同时血糖、血脂等生化指标控制在良好水平。2013年版《中国2型糖尿病防治指南》的糖尿病控制目标见表1-2。

表1-2 中国2型糖尿病综合控制目标

指标	目标值
血糖/（mmol/L）[①]	
空腹	4.4～7.0
非空腹	10.0
糖化血红蛋白/%	＜7.0
血压/mmHg	＜140/80
总胆固醇/（mmol/L）	＜4.5
高密度脂蛋白胆固醇/（mmol/L）	
男性	＞1.0
女性	＞1.3
甘油三酯	＜1.7
低密度脂蛋白胆固醇/（mmol/L）	
未合并冠心病	＜2.6
合并冠心病	＜1.8
体重指数/（kg/m²）	＜24.0
尿白蛋白/肌酐比值/[mg/mmol（mg/g）]	
男性	＜2.5（22.0）
女性	＜3.5（31.0）
尿白蛋白排泄率/[μg/min（mg/d）]	＜20.2（30.0）
主动有氧活动/（分/周）	≥150.0

① 毛细血管血糖。

餐后高血糖是1型和2型糖尿病常见的症状，而2型糖尿病在出现糖尿病临床症状前，代谢紊乱首先表现为餐后血糖升高。循证医学认为与空腹高血糖相比，餐后高血糖对糖尿病患者的心血管疾病的影响更大，所以控制餐后高血糖是控制糖尿病并发症的重要环节之一。

2.糖尿病并发症的预防

① 定期检查血糖水平，与医护人员配合，积极治疗糖尿病，使血糖长期控制在正常或接近正常水平。治疗糖尿病的方法有饮食疗法、运动疗法、药物（口服降糖药、胰岛素）、自我监测、教育及心理疗法。具体治疗方案根据病情而定，但是患者与医生密切配合十分重要。

② 坚持医学营养治疗，定期接受营养师的指导，糖尿病前期或糖尿病患者应接受个体化能量平衡计划，目标是既达到或维持理想体重，又满足不同情况下的营养需求。证据表明，任何类型糖尿病及糖尿病前期患者均需依据治疗目标接受个体化医学营养治疗，能明显改善血糖水平，在熟悉糖尿病治疗的营养师指导下完成更佳。

③ 对于肥胖或超重糖尿病患者，应减重。证据表明，对于2型糖尿病高危人群，强调改善生活方式，包括适度减轻体重（7%）和规律、适度的体力活动（每周 > 150min）、合理饮食控制，能够降低糖尿病发生风险。所以超重或肥胖患者应减轻5% ~ 10%的体重。适当的运动对降低血糖、血脂，有效地控制体重，预防糖尿病合并症有较好的作用，应长期坚持锻炼。运动方式应采取有氧运动，如快走、慢跑、骑自行车、游泳等，不要做短时间需要爆发力的运动，如赛跑、举重等。有严重心、肾等并发症者，活动量应根据病情和年龄等，由专业人士制定个体化的运动计划。

④ 由于吸烟可能对心血管健康有严重影响，糖尿病患者应戒烟戒酒。

⑤ 预防低血糖，低血糖可能对患者产生不良影响。

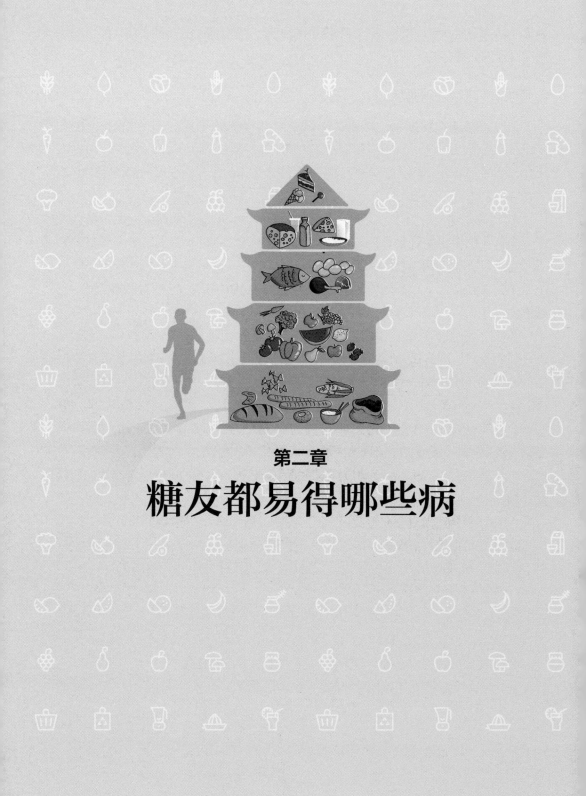

第二章

糖友都易得哪些病

第一节

糖友为什么易得肾病

糖尿病和肾病，在老百姓看来这两种病似乎不相干，但在内分泌科和肾内科医生眼中，这对"难兄难弟"相遇的概率越来越大。中国是一个糖尿病大国，糖尿病患者绝对数量上是全球之冠。

糖尿病的可怕在于危害全身血管，其对大血管的损害会导致心脑血管疾病，对微血管的损害则会出现眼底、肾脏等的损害。一旦糖尿病患者肾脏受到了损害，医学上就称之为糖尿病肾病。而糖尿病患者中肾脏病的发病率也在逐年增加，高达20%～40%。糖尿病肾病作为糖尿病最严重的微血管并发症之一，对患者的身体健康危害极大。国外资料表明，糖尿病肾病造成肾功能衰竭者比非糖尿病者高17倍，而且糖尿病肾病是引起糖尿病患者特别是1型糖尿病患者死亡的主要原因之一。

首先，我们来谈谈为什么糖尿病容易引起肾病？主要原因包括以下几个方面。

一、高血糖

高血糖是肾脏的杀手，其与肾脏的"亲密"关系由来已久。一百多年前，糖尿病最早被发现也是因为查出这些患者的尿糖高。顾名思义，糖尿病的通俗含义就是尿液中糖分多。胰岛素相对或绝对分泌不足使得体内长期处在一个高糖的环境。由于肾脏的血液供应十分丰富，人体约四分之一的血液是供给肾脏的，当血糖升高时，肾脏就被浸泡在很高的糖分中，加之肾脏内血压很高，这样糖分就很容易侵袭肾脏，造成对肾脏的伤害。但是，高血糖如何导致肾病，这一点尚未完全阐明。许多研究显示，高血糖还可激活肾脏许多局部内分泌激素或细胞因子，如胰岛素样生长因子、血小板源生长因子及转化生长因子β等，它们可刺激肾系膜细胞增殖、细胞外基质增多、系膜扩张、系膜外基质沉积增加等，与糖尿病肾病的发生发展有密切关系。当然糖尿病肾病的发生机制还包括血液流变学异常、红细胞携氧功能障碍、山梨醇旁路亢进等因素，不过这些因素或多或少与肾脏局部内分泌激素或细胞因子有关。血糖控制不佳可加速糖尿病肾病发生发展，而良好的血糖控制可明显延缓其发展。

二、高血压

糖尿病往往并发高血压，而高血压与肾脏病是一对"难兄难弟"。长期高血压会使身体各部位的血管逐渐发生病变，而且主要病变发生在动脉血管。高血压通过系统血压传递到肾小球毛细血管床，就会造成肾小球内囊压力升高，导致肾小球纤维化、萎缩以及肾脏小动脉硬化，肾脏因缺血而发生损害，如果长期血压升高，肾脏病变持续不可逆进展，就会引起肾脏功能或结构发生异常，从而引起高血压肾病。而肾病的发生同样也会加速心血管病的恶化。在肾病早期，肾脏内某些细胞感受到肾脏内缺血，便释放出一种能收缩血管的物质到血液内，可增高全身血压，使流入的血液增加以缓解肾脏缺血。由此可见，高血压和糖尿病肾病可互相促进，加重两者的恶化程度。通过抗高血压治疗可在一定程度上阻止或延缓上述两个过程的发生和发展。

三、肾血流异常

高血糖时，肾小球内处于高灌注、高滤过状态，跨毛细血管壁压力增高，使系膜细胞扩张，上皮细胞足突融合和产生致密小滴，肾小球上皮细胞从基底膜上脱落；肾小球基膜IV型胶原信使核糖核酸增高，使基膜增厚，最终形成系膜的弥漫性、结节性病变，发生肾小球硬化；在压力增高的情况下，蛋白滤过增加，亦可沉积于系膜区和肾小球基底膜，促进基质增生，形成恶性循环，并可造成结节性和弥漫性肾小球硬化。

四、血脂代谢异常

糖尿病肾病和其他糖尿病并发症一样，血脂是一个危险因素。研究发现，血脂异常与糖尿病肾病之间存在着一定的相关性，血脂异常主要指甘油三酯（TG）升高、低密度脂蛋白胆固醇（LDL-C）升高和高密度脂蛋白胆固醇（HDL-C）降低。血脂代谢紊乱可通过直接或间接机制损害肾小球毛细血管、肾小管细胞和肾小球系膜细胞，进而促进糖尿病肾病的发生、发展。比如，糖尿病高血脂的情况下，血液黏稠度增加，毛细血管中红细胞聚集，并且出现血管活化因子一氧化氮和血管内皮素的失衡，引起小动脉平滑肌紧张度和内径改变，最终导致血管微循环灌流减少。另外，糖尿病肾病患者由于胰岛素抵抗、肾功能下降等因素可使血脂水平进一步升高。两者相互促进，形成恶性循环，会加重疾病的发生发展。

五、炎症免疫反应

近年来炎症学说备受关注，认为糖尿病也是一种自然免疫和低度炎症性疾病。在高糖的刺激下，多种炎症细胞如巨噬细胞、T淋巴细胞、B淋巴细胞，与肾脏固有细胞共同参与，通过多种炎症途径，如MAPK、NF-KB、JAK-STA通路，激活炎症因子、趋化因子、黏附因子等，进而发挥相应促炎作用，形成恶性循环，不断造成肾脏局部增生、硬化等病理改变，加重肾脏损伤。

冰冻三尺，非一日之寒。糖尿病患者肾损害的发生发展也是逐渐积累的。它在临床上分为五期：肾小球高滤过期、静息期、微量蛋白尿期、临床期和肾功能衰竭期。前三期是糖尿病肾病的早期，是延缓病情发展的最佳时期，若有效治疗可逆转病情；一旦大量蛋白尿（尿蛋白 > 3.5g/d）出现，就进入第四期，即临床糖尿病肾病期，则肾病的进展只能被延缓，而不能停止；进入第五期后，则是肾功能衰竭，这比肾炎导致的肾功能衰竭预后更差。

晚期糖尿病肾病的治疗比较困难，并且症状是缓慢出现的，一旦出现很明显的临床表现，很可能情况已经不容乐观，所以对糖尿病肾病的早期预防和监测就显得极为重要。定期监测血糖、血压、血脂、糖化血红蛋白等指标是必需的。对于已经确诊糖尿病的患者，在同样类型和病程的情况下，如果靠症状和体征表现的不同来判断糖尿病肾病是否发生或正处于什么阶段，是根本不可能的；用尿蛋白或肾功能的异常来评判糖尿病肾病发生、发展的情况，也是行不通的。因为当这两项指标异常时，糖尿病肾病已处于不可逆的阶段。而肾脏功能和结构的早期变化会相应地表现于某些细微指标的改变。选择这些特异性和敏感性高的指标，并且适时地定期检查，是监测糖尿病肾病发生、发展情况并用于指导治疗、控制病情进一步恶化的有效手段。反映肾脏功能和结构的早期损伤的指标有很多，目前临床最常用的就是：尿微量白蛋白、尿β_2-微球蛋白（尿β_2-MG）及尿 N-乙酰-β-D-氨基葡萄糖苷酶（NAG）。根据监测结果进行饮食和治疗的调整，预防或延缓糖尿病肾病的发生发展。

第二节

糖友为什么易得眼疾

俗话说，眼睛是心灵的窗户。而糖尿病却常常将成千上万的患者引入永恒的黑暗。糖尿病对眼睛的影响非常之大，糖尿病眼病引起的双目失明要比非糖尿病者高出25倍之多，已成为四大主要致盲眼病之一，万万不可忽视。有研究表明，糖尿病患者并发眼部疾病的患病率高达34.3%。高血糖可以侵犯眼球上的每一个部位，如结膜、角膜、晶状体、玻璃体及视网膜，其中以视网膜的病变最为严重。未经治疗或治疗不当的糖尿病患者，一般在10～15年就有可能发生眼球并发症。白内障、眼底病变、屈光异常、眼肌麻痹等是糖尿病性眼病的常见症状，发病早期可无明显症状，但随着病情发展，症状会逐渐加重，甚至导致失明，危害严重，并且并发症的医疗费用占到总治疗费用的80%。

糖尿病为什么如此"钟爱"眼病，相信这是很多患有糖尿病眼病的患者都不太清楚的事情。下面就为大家具体介绍一下糖尿病为什么容易引发眼病。

一、毛细血管基底膜增厚

当糖尿病患者血糖控制不良时，大量糖渗入基底膜形成大分子多糖，使基底膜加厚，蛋白联结键断裂，基底膜结构松散、多孔隙。因之血浆中蛋白质等容易漏出血管壁，纤维蛋白等沉积于血管壁中，引起微血管囊样扩张。早期这种功能改变是可逆的，若病情持续发展，血管壁受损，微血管基底膜增厚，造成血管径变细，血流缓慢，易致血栓形成。毛细血管周细胞丧失，内皮细胞损伤和脱落，血栓使小血管和毛细血管发生闭塞，而致新生血管形成，同时糖尿病患者视网膜血管脆性改变易发生渗漏或出血，若新生血管破裂，可发生玻璃体积血、出血性青光眼。

二、组织缺氧

高血糖引起红细胞中糖化血红蛋白增加，带氧血红蛋白分离困难，红细胞的可塑性降低，引起组织缺氧，微血管扩张，微血管壁增厚，对输送氧和营养物供给组织细胞不利。组织供氧不但取决于血液流量，而且与红细胞和血红蛋白有关。红细胞的2,3-二磷酸甘油酯（2,3-DPG）与血红蛋白（Hb）结合，降低Hb对氧的亲和力，使氧易于解离。当血糖升高时，红细胞中产生过多的糖基化血红蛋白（HbA1c），阻止2,3-DPG与Hb结合，于是Hb对氧的亲和力增强，使氧不易解离，导致组织缺氧。由于组织缺氧，血管扩张，渗透性增加，内皮细胞肿胀分离，外皮细胞消失，引起血-视网膜屏障崩解以及管壁的溶纤维蛋白功能下降。血中之纤维蛋白原水平升高，红细胞凝集作用增强，引起血栓形成，可使血管堵塞，血流停滞，组织缺氧。

三、血流动力学改变

糖尿病患者红细胞被糖基化，使其变形能力减低，使红细胞不能顺利通过毛细血管腔。红细胞糖基化及血浆蛋白成分的改变导致糖尿病患者血液黏度增高，血浆内活性物质减少，正常红细胞在通过小毛细血管时需要变形才能穿过，而糖尿病患者的红细胞硬度由于糖酵解而增加，变形能力减退影响其通过，并可损伤毛细血管壁。切应力与血液黏度密切相关，高切应力可使血管壁发生一些重要变化，内皮细胞变形并拉长，最后消失，因而使管壁对蛋白质和其他物质的渗透性增高。微血管病变的早期现象是，微血管动力学变异导致毛细血管压力增高，随后血浆蛋白外渗增多，蛋白质从血管内漏出到视网膜深，浅层分别形成硬性渗出和软性渗出，纤维蛋白也进入并沉积在血管壁内，转变为不易降解的糖基化产物而影响血管的弹性。血管弹性正常时，才能使小动脉不断地改变其口径来控制腔内压力，血管弹性不良则失去对血流的控制，使血流量较大的黄斑部发生水肿。黄斑水肿常是糖尿病患者失明的主要原因，在血流自身调节功能不全的情况下，全身血压的改变将增加视网膜血管的灌注压，使已受损伤的血管渗出增强，同时也增加了对内皮细胞层的切应力，所以高血压可促进糖尿病性视网膜病的发生和发展。

四、遗传因素

有研究结果显示，在37对非胰岛素依赖型糖尿病（NIDDM）和31对胰岛素依赖型糖尿病（IDDM）的单卵双胞胎中，分别有35对和21对患有程度相似的视网膜病。在两个IDDM系谱调查中，先证者患肾病的同胞中83%有肾损害，先证者无肾病的患者则仅有13%患肾病。以上发现支持糖尿病肾病和视网膜病与遗传因素有关，但必须强调不可排除外环境因素，家庭的营养模式，特别是碳水化合物摄入的差异等。总之，糖尿病性视网膜病和肾病可能是由多种遗传因素引起的多基因疾病。

五、特殊的眼球解剖特征

视网膜动脉是终末血管，相互间无吻合支，组织极易受缺血的影响，因此糖尿病微血管并发症也是糖尿病好发眼病的原因。

可以说，糖尿病可以影响眼睛从外到里各种组织结构。有人形象地把晶状体比作照相机的镜头，把视网膜比作镜头后面的底片，光线只有穿过镜头并在视网膜上成像，才算是发挥了眼睛的功能，缺一不可。糖尿病眼病严重威胁着患者的视力，是造成患者失明的重要原因，必须积极预防、有效治疗。

首先要控制好血糖和血压，这两条对防治糖尿病眼病是极为重要的，因为血糖升高可使患者眼底血管进一步受到损伤，而高血压又显著增加眼底出血的可能性，早期注意饮食与适当运动相结合的措施可以及早控制糖尿病的进展，预防糖尿病眼病的发生。其次是有了糖尿病眼病必须早期发现，以便及早治疗。患者至少每年要接受一次眼部检查，如果已有眼部病变，那么查的次数还应增加，以观察病情的变化。第三是合理用药，对已进入第Ⅲ期或者Ⅲ期以上的患者，应积极鼓励他们使用胰岛素治疗，以求获得最佳疗效，延缓病情的进展，甚至使其视网膜病变得到不同程度的逆转。另外，使用维生素和血管活性药物，并结合饮食管理，对病情的控制也有很大的帮助。

第三节

糖友为什么易得心脑血管病

心脑血管病不是糖尿病所特有的，但是糖尿病，特别是血糖控制不良的糖尿病是引起心脑血管病变的重要原因之一。据权威统计显示，我国糖尿病引起的冠心病和脑卒中分别为正常人的24倍和10倍，远高于国外的3倍。另一项研究结果显示，糖尿病患者比没有患糖尿病的人面临提前15年发生心脑血管疾病的风险。而且，心脑血管病已成为糖尿病患者死亡的主要原因，死亡率高达12% ~ 28%。可见，心脑血管疾病已成为危害最大、致死率最高的糖尿病慢性并发症，引起了人们的广泛关注。

糖尿病作为一种以糖代谢紊乱为主要表现的内分泌性疾病，其与心脑血管病的关系为什么如此密切？首先应该知道的是，心脑血管疾病的病理基础主要是动脉粥样硬化，在脂质浸润、血管内皮损伤、血小板聚集的发病机理原理学说基础上追根溯源，才能得到答案。糖尿病好发心脑血管病的主要原因包括以下几个方面。

一、血脂代谢异常

糖尿病是糖、蛋白、脂肪、水和电解质等一系列代谢紊乱的综合征，临床上以血糖升高为标志，但因同时还存在其他的代谢异常，这其中就包括血脂异常，其发病机理与胰岛素抵抗有关。

糖尿病合并血脂紊乱的患者非常多。临床统计表明几乎半数以上糖尿病患者合并血脂紊乱。血脂异常可使血液中脂质逐渐在血管内壁沉积，导致管壁增厚、管腔变窄、弹性减退，形成动脉硬化。因此血脂紊乱可加重糖尿病，糖尿病合并血脂紊乱更容易导致脑卒中、冠心病等大血管并发症。

二、血管内皮功能紊乱

内皮细胞是血管壁内侧的第一道生理屏障。近年来研究发现血管内皮损伤是2型糖尿病及其心脑血管病变发生的前提，其在动脉粥样硬化早期的病理生理过程中起着至关重要的作用，而血管粥样硬化是糖尿病心脑血管病变的主要病理改变。内皮细胞能产生多种血管活性物质，如一氧化氮、前列环素和血管紧张素等。生理状态下，这些活性物质的分泌在人体内保持平衡，维持血管正常的收缩和舒张，并且可以防止动脉粥样硬化的产生，维持血液流通以及各脏器的生理功能。但是当内皮功能异常，分泌的活性物质失衡时，就可能导致血管功能异常，其中，效果最为显著的是一氧化氮（NO）介导的内皮依赖性血管舒张功能障碍。对于糖尿病患者来说，高血糖状态可以使负责合成NO的关键酶——一氧化氮合酶（NOS）的生物活性降低，导致NO合成减少，从而使内皮依赖性血管舒张作用减弱，血小板趋向于聚集，白细胞和血管壁的黏附作用增强。而这些正是动脉粥样硬化最初可见的变化，同时糖尿病患者普遍出现的高血脂又会加重血管内皮的损伤。由此可见，糖尿病患者的高血糖状态下，内皮功能紊乱会加速心脑血管病的进展。

三、胰岛素抵抗与高胰岛素血症

胰岛素抵抗和分泌障碍不但是2型糖尿病的根本原因，也是引起多种心血管并发症的罪魁祸首，在发病早期会出现代偿性的高胰岛素血症。而胰岛素抵抗或者高胰岛素血症都能引起内皮细胞功能障碍，使纤溶系统活性和血小板凝聚性增强，纤维蛋白原显著增多，导致动脉粥样硬化形成，同时大量的细胞因子及受损的血管内皮细胞均可使血小板异常活化，最终聚集形成病理性血栓。此外，长期的高胰岛素血症能够刺激动脉血管壁增生增厚，使脂质合成增加，造成高脂血症，从而诱发动脉粥样硬化。因此糖尿病患者非常容易合并心脑血管病变。2型糖尿病患者如果出现胰岛素抵抗现象或者代偿性的高胰岛素血症，此时往往容易发生高血压、冠心病、缺血性脑卒中等糖尿病心脑血管并发症。这一过程可能涉及两方面机制，体内的高胰岛素状态增强交感神经活性和钠水潴留。糖尿病合并高血压又会加速动脉粥样硬化的进程，使心脑血管病变的发病率倍增。

四、血小板活化与凝血/纤溶系统异常

在糖尿病患者体内的高血糖状态下，血小板通过多种信号途径达到过度活化状态，并在糖尿病血管病变的进展中发挥关键作用。主要表现为：血小板黏附、聚集于内皮受损伤部位，释放生长因子，促进血管平滑肌增生，导致动脉粥样硬化，最终引起糖尿病心脑血管病变。这其中，高血糖以及由此引起的胰岛素分泌异常或功能紊乱是关键环节。凝血/纤溶系统的异常也能加速糖尿病心脑血管病变的发生，高血糖可导致凝血功能的改变，几乎影响凝血途径的各个阶段，包括血栓形成和阻止纤维蛋白溶解。

糖尿病患者对心脑血管病的防治和非糖尿病者相同，但态度应该更积极，措施应该更得力。防治原则简单来说，就是"驾好五驾车，做到五达标"——包括严格控制好肥胖、糖尿病、高血压、血脂异常症和高血黏稠度，长期服用适当的维生素、抗氧化剂、血管活性药物、抗栓药物。只有及时控制"六高"，即高血糖、高血脂、高血压、高血黏度、高血凝状态、高胰岛素血症等，做到早筛查、早诊断、早预防、早达标，使这些指标都达到正常或接近正常，才能减少和减缓糖尿病性心脏病的发生和发展。

第四节

糖友为什么易感染

临床上经常遇到一些糖尿病患者不小心碰破了皮肤，伤口经久不愈；外科医生

替糖尿病患者做手术，最担心的是切口感染；许多感染性疾病（如结核等），摄入大量抗生素和抗结核药也不见效果，甚至感染不断恶化，一查方知是糖尿病在作怪。已有研究表明，糖尿病患者并发各种感染的机会远远超过一般人群，发生率约为30%，且感染在糖尿病患者死因中占第3位。当然，我们都知道，在糖尿病防治过程中控制血糖是很重要的，一旦血糖控制不好，不但会导致严重的并发症，还会引发一些感染，包括皮肤化脓性感染，如疖；四肢的真菌感染，如手足癣及其他真菌感染，足坏疽合并感染；泌尿系感染，如膀胱炎、肾盂肾炎。一旦发生感染就很难控制，从而使糖尿病的处理更加复杂化，并给糖尿病患者带来危害。可是，追本溯源，糖尿病患者为什么易发感染呢？

一、机体防御功能减弱

病原体进入人体后是否发病，主要取决于病原体的致病力和机体的防御能力。糖尿病患者尤其是糖尿病酮症酸中毒时，体内代谢紊乱，导致机体各种防御功能缺陷，对入侵微生物的反应能力减弱，包括中和化学毒素、吞噬功能、白细胞内杀菌作用、血清调理素和细胞免疫功能等作用均减低，因而极易感染，且常较严重。一方面，糖尿病会影响白细胞功能。糖尿病患者的葡萄糖酵解率减少，白细胞功能受抑制，中性粒细胞趋化功能缺陷，可能与白细胞的糖代谢紊乱及糖酵解有密切关系。血液循环障碍及糖尿病酮症酸中毒亦可抑制白细胞的吞噬功能，糖尿病抑制后或酮症酸中毒纠正后可获改善。另一方面，细胞及体液免疫应答作用减弱。糖尿病患者体液免疫及细胞介导免疫功能均低下，其防御功能下降主要表现在高糖环境下白细胞趋化性下降，吞噬作用减弱，杀伤力下降，这可能与糖尿病时山梨醇生成过多、损害氧化杀伤过程有关。当患者合并酮症酸中毒时，酮体可降低乳酸的杀菌能力，从而削弱血液杀菌力和细胞介导的免疫反应。

二、高血糖状态

感染早期即可并发高血糖及糖耐量异常，高血糖是细菌和真菌生长的"福地"。糖尿病控制不良时，体内免疫功能可受抑制，体内的健康卫士——白细胞的战斗力大打折扣。一方面，高血糖状态使血浆渗透压升高，抑制了白细胞的趋化活性、黏附能力、吞噬能力、细胞内杀伤作用、血清调理素活性及免疫功能（伴有酮症酸中毒者更为显著），降低了机体对感染的抵抗力。血糖值经常处于11.1mmol/L及以上的患者，抵抗力大约只是健康人的一半。通常来说，抵抗力大小与血糖及酸中毒控制的程度密切相关，当血糖过低或波动过大，会加重防御机制损害，只有血糖平稳控制在理想水平，才可使其恢复。另一方面，长期高血糖也有利于细菌繁殖，尤其是呼吸道、泌尿道、皮肤和女性患者外阴部，引起链球菌、大肠杆菌、肺炎球菌和念珠菌等感染。而且，糖尿病患者不同大小血管的功能不全导致末梢组织血流降低，局部高血糖有利于细菌形成生物膜，伴发失水及营养不良等，都是糖尿病防御机制障碍的重要因素。

三、糖尿病并发症

糖尿病患者易发生血管病变，使大、中、微血管结构和功能异常，导致局部血循环障碍，血流缓慢，组织血液供应减少，会影响局部组织对感染的反应。由于组织缺氧，也有利于厌氧菌生长，严重时可引起组织坏死。比如，糖尿病血管并发症引起肾脏血流量减少，使得细菌感染频率增加，这是肾盂坏死的主要原因；下肢血管病变易致肢端缺血坏疽甚至截肢致残。伴有微血管病变的糖尿病患者，抗生素吸收缓慢且减少，亦会影响其作用，导致感染不愈甚至恶化。糖尿病常易出现营养不良与低蛋白血症，导致免疫球蛋白、抗体生成明显减少。而当糖尿病伴有失水、脱水、酸中毒及血糖控制不良时，可损伤患者的防御机制，有利于细菌的生长繁殖，使糖尿病患者更易感染。尤其是1型糖尿病患者，长期代谢控制不良表现为消瘦、体力下降、血浆蛋白降低。当出现肾脏病变、尿蛋白排泄增加时，低蛋白血症更明显。此外，高血糖渗透性利尿合并酮症时常伴失水和酸中毒，这种不利的机体环境同样可抑制白细胞动员，减低其吞噬能力，易于发生感染。

糖尿病继发感染可由细菌、真菌、病毒等引起，全身大多数器官、系统均可发生。其中呼吸系统、泌尿系统及皮肤等是最常见的感染部位。呼吸系统是糖尿病合并感染的主要部位，约占45%，病死率可高达41%，如肺炎、支气管炎、肺脓肿、肺结核。尿路感染仅次于肺部感染，女性多于男性，前者为19%，后者为2%，这与女性尿道短而直有关，包括尿道炎、膀胱炎、前列腺炎和肾盂肾炎。皮肤化脓性感染包括毛囊炎、疖、痈等，偶见丹毒。其他还有肝胆道感染、下肢坏疽、牙周炎、鼻窦炎、中耳炎、胃肠炎等。

糖尿病患者对感染的抵抗力比一般人低，容易发生感染，而且感染后恢复也比较困难。糖尿病控制不好，易合并微血管病变和神经病变，局部血液循环不好，也使受到影响的组织抵抗力下降，易受感染。反之，感染亦可加重糖尿病的代谢紊乱，使血糖控制恶化，甚至诱发糖尿病酮症酸中毒等急性并发症而死亡。因此，糖尿病与感染之间是相互影响、互为因果的。所以，糖尿病合并感染的治疗必须是双管齐下，二者兼治，既要控制好糖尿病，又要有效控制感染，否则将难以取得良好的疗效。

目前，糖尿病还是一种不可根治的慢性病，预防其并发感染的原则主要包括：

① 将血糖严格控制在理想水平；

② 感染一旦确定，应尽早选择合适的抗生素治疗；

③ 改善机体的营养状况，足量摄入蛋白质、维生素、矿物质，补充微量元素，预防低蛋白血症发生；

④ 注意个人卫生，减少感染机会；

⑤ 必要时配合外科治疗，如肾脓肿、蜂窝织炎及某些少见感染。

⑥ 通过积极的自我管理，延缓或避免感染并发症的发生，从而保持良好的生活质量。

第五节
糖友为什么会昏迷

糖尿病昏迷是由糖尿病引起的一组以意识障碍为特征的临床综合征，是糖尿病患者最凶险的急症之一，对神经系统的影响尤为严重。一旦抢救不及时，昏迷时间过久（超过6h），就会造成脑组织不可逆的损伤甚至死亡。导致糖尿病患者昏迷的原因很多，大致可分为糖尿病相关性昏迷（如低血糖昏迷、酮症酸中毒昏迷、高渗性昏迷、乳酸性酸中毒昏迷）和由合并症引起的昏迷（如脑卒中等）。针对不同的原因，应该采用不同的救治方法。若糖尿病患者突然昏迷，又不知道是什么原因，家属往往会不知所措，有的抢救过来是万幸，但有的则会因治疗不及时而丧失生命。所以，当糖尿病患者昏迷时，应首先判断是什么原因引起的，才能做到准确救治，避免悲剧发生。下面主要介绍糖尿病引起昏迷的原因。

一、酮症酸中毒昏迷

任何一个糖尿病患者都可能发生酮症酸中毒，因为这种病一般发生在体内胰岛素不足的时候，但总的来说，2型糖尿病患者发生酮症酸中毒的现象较为少见，而1型糖尿病患者更为多见，因为1型糖尿病患者体内的胰岛素水平太低了。体内胰岛素不足，会使血糖升高，身体却无法利用它作为能量来源，此时体内脂肪分解过度，酮体产生过多，既不能被有效利用，也难以完全排出体外，因此在血液中大量蓄积，造成血酮水平升高。当酮体增长到一定程度，会导致血液变酸，出现代谢性酸中毒，我们就称它为糖尿病酮症酸中毒了。

酮症酸中毒昏迷的常见诱因包括：

① 糖尿病患者擅自停用胰岛素或减量过快；

② 并发各种急慢性感染；

③ 处于应激状态（如外伤、手术与分娩、妊娠、急性心梗及脑卒中等）；

④ 饮食失调，如暴饮暴食、酗酒过度等。

得了酮症酸中毒后，患者原有的糖尿病症状常明显加重，表现为显著的口渴、多饮、多尿、头昏、食欲下降，脱水严重者皮肤黏膜干燥、弹性差，血压下降、呼吸深快，气息中有烂苹果味。进一步发展，患者可发生嗜睡、神志不清，甚至昏迷，如不及时抢救，可导致死亡。糖尿病酮症酸中毒的诊断并不困难，常规的血、尿化验就能告诉我们准确答案。在临床上，糖尿病酮症酸中毒患者的血糖会显著增高（高于16.7mmol/L），其尿糖呈强阳性（+++左右），其尿酮体呈阳性或强阳性，其血中的二氧化碳结合力会下降，其血液呈酸性（pH值小于7.35）。

二、高渗性非酮症糖尿病昏迷

高渗性非酮症糖尿病昏迷患者原有胰岛素分泌不足，在诱因作用下血糖急骤上升，促进糖代谢紊乱加重，导致细胞外液呈高渗状态，发生低血容量高渗性脱水，常常出现神经系统异常（包括25% ~ 50%的患者出现昏迷）。基本病因是胰岛素不足、靶细胞功能不全和脱水。在各种诱因的作用下，血糖显著升高，严重的高血糖和糖尿引起渗透性利尿，致使水及电解质大量自肾脏丢失。由于患者多有主动摄取能力障碍和不同程度的肾功能损害，故高血糖、脱水及高血浆渗透压逐渐加重，最终导致糖尿病高渗性昏迷状态。脱水一方面能引起皮质醇，儿茶酚胺和胰升糖素等升糖激素分泌增多，另一方面又能进一步抑制胰岛素的分泌，继而造成高血糖状态继续加重，形成恶性循环。

三、高渗性非酮症糖尿病昏迷的常见诱因

① 各种应激因素，如严重感染、急性心梗、脑血管意外、急性胰腺炎、外伤、手术等。

② 摄水不足：老年人口渴中枢敏感性下降，缺水也不感觉口渴，主动摄水不足。

③ 失水过多：急性胃肠炎导致呕吐及腹泻，大量利尿但没及时补充水分。

④ 大量输入葡萄糖。

⑤ 药物因素：如服用糖皮质激素等升血糖药物。

四、低血糖昏迷

低血糖是糖尿病治疗过程中最常发生的一种急症，不同于酮症酸中毒昏迷时出现的高血糖状态，但严重者同样会出现意识障碍甚至昏迷。正常人的血糖通过肝脏、神经和内分泌系统的调节，维持在一个相对狭窄的范围内，不论空腹还是餐后血糖，其低限一般不应低于3.3mmol/L（60mg/dL），当血糖值低于2.8mmol/L（50mg/dL）时，患者就会出现低血糖反应，如饥饿心慌、大汗淋漓、疲乏无力、面色苍白等。如果血糖更低或者持续低血糖时间更长，患者就会出现精神和意识的障碍，如找不到地方、认不得人甚至胡言乱语，再重者就会发生昏睡甚至昏迷而危及生命。

对于糖尿病患者来说，低血糖的常见诱因有：

① 降糖药物（胰岛素或口服降糖药）用量过大；

② 注射胰岛素以后，没有及时进餐或进食量过少；

③ 运动量增加，但没有相应增加进食量或减少药量；

④ 经过治疗，体内高糖毒性被解除，患者自身胰岛分泌功能得以改善，但没有及时调低胰岛素用量。

而且，糖尿病患者对低血糖的耐受性较差，所以当糖尿病患者的血糖等于或低于3.9mmol/L（70mg/dL），即应视为低血糖症。值得提醒的是有些药物效力强劲，如格列本脲或者含有格列本脲的消渴丸，降糖作用比较强，从降糖的角度来说就是它们的长处，但滥用这些药物则是目前造成低血糖的主要原因之一，应予以避免。

五、乳酸性酸中毒昏迷

与前面三种类型的昏迷相比，本病较为少见，但也不可忽视。该病多见于合并肝肾功能不全、心衰的老年糖尿病患者，往往是由于过量服用双胍类（主要是苯乙双胍）药物引起。这是因为这类药物对肌肉内乳酸的氧化以及肝糖原异生均有抑制作用，而且由于肾功能不好，影响乳酸排泄，致使血液中乳酸过多积聚，引起中毒。早期表现为食欲缺乏、恶心、呕吐，逐渐发展到呼吸深大、皮肤潮红、烦躁不安，以致发生昏迷。化验检查：血乳酸增高（≥5.0mmol/L），血pH值≤7.35。糖尿病患者出现昏迷，既可能是低血糖引起，也可能是高血糖引起。所以，在昏迷原因没搞清楚时不要随便给患者喂食糖水，以免加重病情。而且给意识不清的患者喂糖水容易造成呛咳甚至窒息。

六、由合并症引起的昏迷

糖尿病往往容易并发心脑血管疾病等其他慢性病，也是引起昏迷的原因之一。糖尿病患者在日常的生活中一定要注意有没有脑血管的病变，比如说脑梗死、冠心病、心律失常及脑动脉硬化等。如果有的话，那么这些患者都可以因为脑部的血流量及血中氧气、葡萄糖的不足而出现头晕现象。尤其是那些糖尿病合并高血压的患者更应该注意自身脑血管病变的发生。所以，一旦患者出现持续性头晕现象，最好是去医院做一下心电图、头颅CT的检查。根据病情及时服用必要的药物。而对于那些合并了高血压的糖尿病患者来说，疾病通常发展很快，后果也就很严重。高血压患者最常见的表现是头晕。因此，一旦糖尿病患者发现头晕现象，如果排除上述其他情况，就一定要检测自己的血压，看是不是自己血压有不正常的情况。对于已经知道自己合并了高血压的糖尿病患者，就应考虑是不是自己使用的抗高血压药剂量过大了，才引起血压降得过低。

由此可见，引起糖尿病患者昏迷的原因很多，且治疗措施也不尽相同。因此，必须积极注意预防。糖尿病患者一旦出现昏迷，家人和医生必须积极寻找诱因，辨明原因，以利于及时进行正确处理。

第六节

糖友为什么易被肿瘤盯上

很多人一听到"癌症"这个词，立刻谈"癌"色变。说到糖尿病容易被肿瘤盯上，你也许会大吃一惊，但是《Diabetes Care》的一项研究发现：糖尿病患者容易生癌。美国华盛顿研究者跟踪了1989～2006年599名糖尿病患者和17861名非糖尿病患者共17年，糖尿病患者中有116人出现癌症，癌症发生率为13～25/（1000个患者·年），而非糖尿病患者中有2365名出现癌症，癌症发生率为10.58/（1000个患者·年）。分析发现：糖尿病是癌症的高危险因素，与非糖尿病患者相比，癌症发生率增加22%，癌症死亡率增加36%。可见，糖尿病还是会增加肿瘤患病率，这可能是因为糖尿病患者本身机体免疫力和抵抗力较正常人偏低，这类人群患某些癌症的概率可能相对高一些。但究其原因，可能包括以下几个方面。

一、不健康饮食习惯

不少糖友身材较胖，习惯于高脂饮食、腌制食品、高温煎炸、烧烤的食物，这会增加患胃肠道肿瘤的风险。这主要是由于腌制品中含有大量亚硝酸盐，亚硝酸盐可在胃酸及细菌作用下转化为亚硝胺而诱发癌变。而烧烤、油炸食物则会受到苯并芘和杂环胺的污染，增加胃肠道肿瘤的发生风险。长期高脂饮食及膳食纤维摄入不足也可诱发肠癌。高脂饮食可使肠道菌群生成3-甲基胆蒽增加，而3-甲基胆蒽又可被肠道细菌转化形成致癌物。摄入膳食纤维不足易引起便秘，使粪便通过肠道的时间延长，增加致癌物与肠道接触机会，也成为结直肠癌的危险因素之一。

二、胰岛素抵抗

糖尿病是一组以高血糖为特征的代谢性疾病，以2型糖尿病居多，占糖尿病患者90%以上。研究发现胰岛素抵抗普遍存在于2型糖尿病患者。当糖友存在胰岛素抵抗，胰岛细胞就会"超负荷工作"，代偿性分泌大量胰岛素，诱发高胰岛素血症、高胰岛素样生长因子1（IGF-1）血症。一方面，高胰岛素血症和高IGF-1血症被认为是导致肿瘤发生的首要风险因素，可以促使癌症的发生；另一方面，恶性肿瘤也可导致胰岛素抵抗，这样就构成了恶性循环。高胰岛素血症引起癌症的原因可能与胰岛素对细胞周期的影响有关。此外，过多的胰岛素可以使细胞周期素的表达异常增高，而这与肿瘤的发生密切相关。

三、慢性炎症

代谢与免疫是机体生存最基本的需求，两者并非各自独立、互不相干，而是存在一种微妙的平衡。当一方长期处于压倒性优势时，会对机体产生不利影响。例如，持续接触病原体或病原体相关成分可以破坏全身的新陈代谢功能；同样，慢性代谢平衡紊乱，如营养不良或营养过剩，也会导致异常的免疫反应。肥胖是能量失衡的典型表现，通常伴随着慢性炎症。炎症细胞活化将导致全身和局部组织特异性胰岛素抵抗，促进糖尿病发生。糖尿病进一步加重炎症反应，会增加炎症因子的释放和表达，如肿瘤坏死因子α、白介素-6等，共同促进多种肿瘤的发生和发展。

四、糖代谢异常

肿瘤细胞是一群生长旺盛、异常增殖的细胞，糖、脂肪和蛋白质代谢都存在一定程度的异常改变，尤以糖代谢改变最为明显。肿瘤细胞即使在正常氧浓度下，也主要通过糖酵解途径而并非氧化磷酸化途径产生能量以满足需求，这种现象被称为瓦伯格效应。虽然糖酵解途径较氧化磷酸化途径产生能量更为快速，但其单位葡萄糖产生能量的效率远远低于后者，因此肿瘤细胞必须具有超强的葡萄糖摄取能力才能满足其对能量的巨大需求。糖友的血糖水平高，也就是说体内葡萄糖浓度显著增高，这恰好是肿瘤细胞的"营养来源"，为肿瘤细胞能量代谢改变提供了有利条件。尤其对于那些生长迅速、扩散快的肿瘤细胞而言，高血糖会起到"助纣为虐"的作用。

五、脂代谢异常

糖尿病患者常常伴有总胆固醇、低密度脂蛋白胆固醇、甘油三酯升高和（或）高密度脂蛋白胆固醇降低等血脂异常。这些过剩的脂质以及其他营养物质是肿瘤细胞生长的必要成分。脂质用于合成细胞膜，葡萄糖中间代谢产物用于合成核酸和氨基酸等生物大分子，满足肿瘤细胞快速增殖分裂的"双重"需要。游离脂肪酸的促肿瘤作用还与其脂毒性相关。肥胖时，过多的脂质无法完全储存于脂肪组织而被分配到肌肉、心脏、肝脏和胰岛β细胞等组织，对其产生不良影响。多余的游离脂肪酸可能引起活性氧氧化应激，导致基因组不稳定，从而诱发肿瘤。

六、其他原因

高血糖可诱发糖尿病性胃轻瘫，导致胃负担加重，还会影响胃部血供，这都可能成为"培育"胃癌的土壤。同时，糖尿病患者由于机体免疫功能障碍，对癌症的免疫监督作用下降，也是引发胃癌的重要原因。2型糖尿病导致胰岛素之类的激素在人体内循环，这些激素似乎与女性雌激素相互作用，使女性糖友患癌症的风险增加了一倍。研究发现，女性糖友的卵巢癌和结肠癌风险尤其高。因此，女糖友更应尽早进行肿瘤筛查。

从以上这几个方面可以看出，糖友容易患肿瘤还真是事出有因。对于糖尿病来说，如果患上癌，无疑是雪上加霜。因此，糖尿病患者要关注并发症的预防，也必须包括对好发肿瘤的预防。那既然已经知道我们的身体存在着潜在的危险，找到了真凶，就要对症下药。第一条是及早发现糖尿病，特别是发病隐蔽的2型糖尿病，有发现糖尿病的蛛丝马迹也不要放过，并定期进行检查；第二条是正确处理糖尿病，这里尤为重要的就是把血糖控制在基本满意的水平，当然，体重、血脂、血压的处理也同样重要。简单来说，就是倡导健康方式，管好嘴与腿，降糖又防癌，不让肿瘤君有可乘之机！

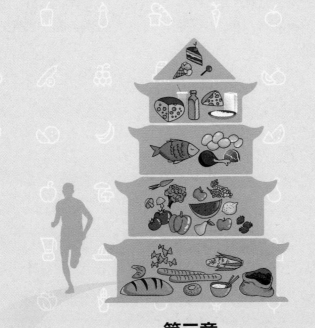

第三章

糖友都要懂点营养学

第一节

能量和体重

食物在体内经过氧化分解产生二氧化碳和水，同时释放能量，以供给机体维持基本的生命活动、生长发育和日常身体活动时所需要的能量。当能量摄入超过能量需要时，能量就以脂肪的形式储存起来，体重增加，长期下去人体就会变得肥胖，从而引起高血压、高血脂、糖尿病和痛风等慢性疾病的发生；如果摄入的能量少于能量需要时，能量摄入不足时，机体就会动用自身的能量储备甚至消耗自身的组织以满足生命活动的能量需要，则会引起体重减少，久而久之引起消瘦。人体长期处于饥饿状态将导致生长发育迟缓、机体免疫力降低、贫血、生命活动停止甚至死亡。

一、能量

1. 能量单位

传统上习惯用卡（cal）或千卡（kcal）为能量单位。1kcal的含意是1L水从15℃上升到16℃所需的能量。目前国际上和我国通用的能量单位是焦耳（J），1J含义是用1N的力使1kg的物体移动1m所消耗的能量。1kcal=4.184kJ，1kJ=0.239kcal。

2. 能量来源

人体所需要的能量来源于食物中的碳水化合物、脂肪和蛋白质在体内的氧化。这三种营养物质在体内氧化过程中都可以产生能量，故统称为产能营养素或能源质。

1g产能营养素在体内氧化产生的能量值，称为产能系数或生理卡价。三种营养物质在体内氧化所产生能量分别为1g碳水化合物=4kcal，1g蛋白质=4kcal，1g脂肪=9kcal，此外，乙醇在体内氧化也可产生能量，每克可提供7kcal的能量，但多不被利用。

能量密度就是单位体积或单位质量的食物所产生的能量。经常食用能量密度高的食物，如油炸食品及奶油制品等含脂肪高的食物，就可导致能量摄入过多。

3.能量消耗

成人能量消耗主要用于基础代谢、体力活动和食物效应三个方面，儿童和青少年还用于生长方面。

基础代谢是指人体在基础状态下的能量代谢，即排除肌肉活动、环境温度、食物和精神紧张等因素影响下的新陈代谢。应符合以下四个条件：

① 进食后12 ~ 14h；

② 清醒，静卧0.5h以上，全身肌肉松弛；

③ 避免精神紧张；

④ 室温保持在20 ~ 25℃。

除了基础代谢以外，体力活动是影响人体能量消耗的主要因素。体力活动所消耗的能量与劳动强度、持续时间以及工作的熟练程度有关。其中劳动强度为主要的影响因素。而劳动强度主要涉及劳动时牵动的肌肉多少和负荷的大小。

食物的热效应又称为食物的特殊动力作用，指由摄取食物而引起能量消耗额外增加的现象。食物热效应在进食碳水化合物时为其摄入量的5% ~ 6%，进食脂肪为其摄入量的4% ~ 5%，进食蛋白质为其摄入量的30%。如进食混合膳食，这种多消耗的能量约为原基础代谢的10%或总能量的6%。有研究认为，蛋白质产生的氨基酸能刺激组织细胞的代谢，并增加物质的氧化速度，因而产生热效应，碳水化合物和脂肪在体内如何发生食物热效应，目前尚不清楚。

婴儿、儿童和青少年生长发育时需要构建新的组织。有人曾经测定，每增加1g新组织，约需5kcal的能量。能量摄入必须与生长速度相适应。能量不足，生长就会减慢甚至停止。

二、体重

体重指数（BMI）是衡量体重的标准，其计算方法是体重（kg）除以身高（m）的平方。我国健康成年人的BMI范围是18.5 ~ 23.9kg/m^2，BMI在24 ~ 27.9kg/m^{2}者为超重，大于或等于28kg/m^{2}为肥胖。体重在健康范围内患各种疾病的危险性小于消瘦者或超重和肥胖者。

儿童青少年健康体重的判断标准与成年人不同，需要考虑他们在生长发育期间身高和体重的变化特点。

人的体重包括脂肪组织和骨骼、肌肉等非脂肪组织的质量。对于大多数人而言，BMI的增加大体反映体内脂肪增加，但是对于运动员等肌肉比例高的人，判断体重的BMI标准并不适合。

成年人体重取决于体内的能量平衡，即能量摄入与能量需要的平衡，但健康成人维持基本生命活动消耗的能量通常在一个稳定范围内，而日常身体活动和运动消耗的能量变化较大，所以进食量和身体活动是维持能量平衡的两个决定性因素。当进食量大于运动量，多余的能量就会以脂肪的形式保存下来，增加体重，长期下去引起肥胖。相反进食量小于运动量时，能量不足可以引起体重减少，长期下去引起消瘦。因此，为了保持健康的体重，我们不应该摄入过多的食物，每天保持适当的运动。

体重异常都会缩短寿命。超重可以明显增加心脑血管疾病、肿瘤和糖尿病的发病率。肥胖者除以上几种疾病外，还易患骨关节病、脂肪肝、胆石症、痛风、阻塞性睡眠呼吸暂停综合征、内分泌紊乱等多种疾病。体重过低说明身体营养不良，可以影响婴儿、儿童和青少年的身体和智力的正常发育。随着我国生活水平的提高，肥胖发生率逐年增高，下面我们讲讲肥胖的一些知识。

三、肥胖

单纯性肥胖是具有遗传性的。双亲体重正常其子女肥胖发生率为10%；双亲中一人肥胖，子女肥胖发病率为50%；双亲均肥胖，子女肥胖发病率高达70%。主要因为遗传能够影响体重指数、皮下脂肪厚度以及内脏脂肪组织。除此之外，遗传还影响基础代谢率、食物的热效应和运动的热效应，即能量消耗受遗传因素的影响，肥胖个体能量消耗较正常体重的人可减少40%。这些结果提示人体基因突变和肥胖相关，目前发现的这些基因有肥胖基因、瘦素受体基因、下丘脑阿片促黑激素皮质素原基因、神经肽Y（NPY）基因、PPAR2基因以及脂联素等。尽管越来越多的肥胖基因被发现，但仍缺乏特定的基因来解释肥胖的机制。为降低遗传因素导致肥胖的发生，我们可以通过检测肥胖相关基因，进行早期筛查、早干预，从而有效降低肥胖的发生。

肥胖发生的原因主要是能量摄入过多，能量摄入过多与下丘脑调控失衡有关。

① 下丘脑存在饱腹中枢和饥饿中枢，进餐后血糖浓度升高，升高的血糖作用于饱腹中枢，从而使人体产生饱腹感，进而停止进餐。但对于肥胖患者来说，血糖可能需要升高到一定程度才能产生饱腹感，从而导致摄食过多。

② 分泌过多的胰岛素可以不断地作用于下丘脑的饥饿中枢，产生饥饿感，引起进食增加。

③ 胺是下丘脑神经递质，与摄食关系密切，如5-羟色胺可刺激食欲。

④ 肽类激素失衡。肽类激素可调节食欲，β-内啡肽、促生长激素释放激素等可促进食欲，而胰高血糖素等抑制食欲。促进食欲的激素水平高于抑制食欲的激素水平时，就会导致食欲增加。

⑤ 精神、情绪紧张。研究表明，人处于心理紧张的状态时，常常会以进食来掩饰或者摆脱内心的焦虑和不安，从而引起进食过多。

不良的饮食习惯也会导致摄入过多的食物。进食餐数较少的人发生肥胖的机会和程度均高于进餐次数较多的人。不吃早餐，人体在上午没有充足的能量，中午就会摄食过多，超过人体需要，从而转化成脂肪蓄积起来。另外，不吃早餐的人还容易产生胆石症、过早衰老、胆固醇水平升高。另外，进食过快、睡前进食、边看电视边吃零食、经常在外就餐、经常吃油炸食品、经常吃快餐等，都易导致能量摄入过多。

总之，为保持健康的体重，争取做到少吃一口、多动一点。

第二节
供能的三种营养素

人类常用的食物大致分为谷类、根茎类、豆类及其制品、果蔬类、肉类、鱼虾类、奶类及其制品、蛋类、油脂类、糖及其制品、淀粉类及脂类。各种食物含有多种营养素，但只有碳水化合物、蛋白质和脂肪是供能的三种营养素。

一、碳水化合物

碳水化合物由碳、氢、氧三种元素组成，每两个氢原子有一个氧原子，这个比例和水一样，故称为碳水化合物。

碳水化合物除供给能量外，还以糖脂、糖蛋白、蛋白多糖的形式构成细胞和组织。此外碳水化合物还能传递信息，滋润消化道、关节腔、呼吸道和生殖腔，节约蛋白质、抗生酮、解毒和增强肠道功能的作用。人体摄入的碳水化合物在体内大多数经消化变成葡萄糖参加机体代谢。

大多数的碳水化合物来自植物，谷物、蔬菜、水果和豆类（例如豌豆和蚕豆）；奶制品是唯一含有大量碳水化合物但是来源于动物的食品。

我国以水稻和小麦为主要粮食食品，玉米、小米、高粱米和薯类也是碳水化合物来源之一。谷类的碳水化合物含量为60% ~ 78%。薯类食品含碳水化合物24%左右。水果由于含水量较大，故碳水化合物的含量比谷类少。在新鲜水果中，碳水化合物主要以葡萄糖、果糖和蔗糖的形式存在。在新鲜水果中蔗糖含量在6% ~ 25%，香蕉含糖在20%左右。干果含糖量更高，在50% ~ 90%。蔬菜可提供少量碳水化合物，用作食物的蔬菜是植物的叶、茎、种子、果荚、花、果实、块根和块茎，后两者含淀粉较多，前面一些含糖量较低。大多数动物性食品含糖量都很少，当动物被宰杀时，储存在肝脏和肌肉中的糖原很快分解成乳酸和丙酮酸。

含糖饮料也是碳水化合物的来源之一。含糖饮料是指糖含量在5%以上的饮料，市面上常见的饮料含糖量多在8% ~ 13%，饮用750mL的含糖饮料，相当于摄入糖60 ~ 75g。因此，摄入过多含糖饮料可增加肥胖。

碳水化合物也有"好"、"坏"之分，如下所述。

"好"的碳水化合物主要指的是那些纤维丰富的蔬菜、豆类、低血糖生成指数（GI）的水果及全谷类食物，它们含有丰富的膳食纤维，碳水化合物吸收较慢，因此对血糖影响很小，而且容易产生腹饱感，能够避免能量摄入过多造成肥胖。

"坏"的碳水化合物主要是指精制、加工、膳食纤维含量少且碳水化合物含量较高的食物，例如各种糖果、蜂蜜、糕点、饼干、白面包、白米饭等，如果这类食物摄入过多可导致发胖，最好配合粗粮或者杂豆类食物等一起食用，也有利于减少摄入总量及其对血糖和体重的影响。

下面列举一些提供碳水化合物的好的食材。

1. 糙米

糙米作为一种绿色食品，对肥胖和胃肠功能障碍患者有很好的效果，可以改善体质、提高新陈代谢。食用糙米后，人体的血糖上升速度较低，血糖不易升高而细胞吸收量降低，有利于达到减肥的效果。此外，糙米保留了精米所没有的米糠层和胚芽层，这部分含有大量有助于减肥的膳食纤维，还可改善便秘，促进新陈代谢。

2. 燕麦

燕麦多数生长在1000m以上的高海拔地区，生长环境非常寒冷。造就了其高蛋白、低热量的特性，同时其中还含有大量的可溶性及不溶性膳食纤维，能有效阻止食物中的油脂和胆固醇在肠道的吸收，并促进其排出体外。而且燕麦中的高黏稠度可溶性膳食纤维能延缓胃部消化时间，增加饱腹感，进而降低食物的摄入量，长期坚持食用后身体自然而然就会瘦下来。

3.麦麸

麦麸即麦皮，是小麦磨取面粉后筛下的种皮。它富含膳食纤维，会在胃肠内减少部分糖和脂肪的吸收，使体内脂肪消耗增多。另外，它还有很强的吸水性，在肠道内吸收水分和粪便中的有害物质，改善结肠功能，帮助排清宿便。

4.玉米

玉米中含有较多的粗纤维，比精米、精面高4～10倍。玉米中还含有大量镁，镁可加强肠壁蠕动，促进机体废物的排除。玉米含有丰富的钙、磷、硒和卵磷脂、维生素E等，均具有降低血清胆固醇的作用。

5.荞麦

荞麦有甜荞、苦荞、翅荞和米荞麦四个品种，人们通常食用的是苦荞和甜荞，市场上有"荞麦片"、"荞麦粥"、"荞麦挂"、"荞麦面包"等出售。荞麦含有的烟酸成分能促进机体的新陈代谢，增强解毒能力，还具有扩张小血管和降低血液胆固醇的作用。

二、脂肪

脂类是脂肪和类脂以及它们的衍生物的总称。脂肪酸是构成脂肪、磷脂及糖脂的基本物质，多数脂肪酸在体内均能合成，而亚油酸和亚麻酸在人体内不能合成，必须由食物提供，称为必需脂肪酸。脂肪根据其饱和程度高低可以分为饱和脂肪、单不饱和脂肪、多不饱和脂肪；根据碳链的长短分为短链脂肪、中链脂肪和长链脂肪。根据来源将脂肪分为动物性脂肪和植物性脂肪，动物性脂肪又分为两类，一类为水产动物脂肪，如鱼类和虾等，其中的脂肪酸大部分是不饱和脂肪酸，容易消化，对人体有益；另一类是陆生动物脂肪，其中含有大量饱和脂肪酸和少量不饱和脂肪酸。植物油如棉籽油、花生油、菜籽油、豆油等，其脂肪主要含有不饱和脂肪酸，而且亚油酸含量很高，但可可黄油、棕榈油、椰子油中的脂肪酸主要是饱和脂肪酸。

植物油富含人体必需的不饱和脂肪酸，不含胆固醇，且富含维生素E。不饱和脂肪酸会刺激肝脏产生较多的高密度脂蛋白，能把附着在血管壁上多余的胆固醇清除到体外，对预防动脉硬化、高血压、心血管疾病非常重要。但其中的多不饱和脂肪酸化学性质活泼，在体内易被氧化，可能诱发某些癌症。动物油含人体必需脂肪酸较少，含不饱和脂肪酸和胆固醇较多，富含维生素A和维生素D，食用起来味道香美，而且具有促进脂溶性维生素吸收的作用。胆固醇是合成胆汁和某些激素的重要原料。但过多食用引起高血压、动脉硬化、冠心病、高脂血症及脑血管意外。科学研究表明，饱和脂肪酸、单不饱和脂肪酸、多不饱和脂肪酸三者的摄入比例最好是1 : 1 : 1。

我们在选用食油的时候，尽量避免食用人造奶油、氢化食用油、奶酪等氢化油，不饱和脂肪酸氢化后会转化为饱和脂肪酸，从而对人体产生不利影响。

三、蛋白质

蛋白质是组成人体的重要成分之一。人体一切细胞都由蛋白质组成。蛋白质占人体全部质量的16.3%。蛋白质是人体氮元素的唯一来源。一般蛋白质含氮16%，因此氮和蛋白质之间的换算系数是6.25，即6.25g蛋白质含1g氮。蛋白质都是由20种氨基酸按不同比例组合而成的，其中8种氨基酸是人体不能合成或合成速度不能满足人体需要而必须由食物中摄取，因此称为必需氨基酸。

人体所需要的蛋白质来自动植物性食物。

动物性食物：瘦肉、水产品、动物脏器、奶类、蛋类。

植物性食物：粮食、大豆及其制品、食用菌（木耳、银耳、香菇等）、菌类和坚果类。

动物性食品和大豆及其制品是完全蛋白质，其蛋白质含量较高，含有人体所需的全部必需氨基酸，其含量比值和人体蛋白质必需氨基酸的比值相近。大多数植物性食品所含蛋白质数量少，必需氨基酸的种类不全或某种必需氨基酸的比值过低，长期食用某种单一植物性食品对健康不利。

蛋白质摄入不足，可以导致营养不良，儿童表现为生长发育缓慢或停止，明显消瘦，体重减轻。成人则全身抵抗力降低，易发生感染。

蛋白质摄入过多，对人体同样有害。摄入过多的蛋白质，加重肝脏和肾脏的负担，也容易导致机体脱钙和痛风，还有可能引起泌尿系统结石和便秘。过多的氨基酸超出需要时，也可以转化为脂肪。

第三节

维生素和矿物质

一、维生素

维生素虽然不能提供能量，但它是维持人体正常生理功能所必需的营养素，人体内不能合成或合成的数量不能满足人体需要，必须从食物中获得。维生素分为脂溶性维生素（即维生素A、维生素D、维生素E和维生素K）和水溶性维生素（即B族维生素和维生素C）。

1. 维生素A的生理作用和食物来源

维生素A又名视黄醇，其主要的生理功能是维持正常的暗适应。视网膜视杆细胞中的视紫红质是眼睛在黑暗中能够看到物体的主要物质。当维生素A缺乏时，视紫红质合成减少，从而发生暗适应障碍，维生素A严重缺乏可导致夜盲症。此外，维生素A与上皮细胞的正常形成相关。

富含维生素A的食物有动物肝脏、鱼肝油、鱼卵、全奶、奶粉、奶油、蛋类。胡萝卜素在人体内可以转化为维生素A。富含胡萝卜素的食物有菠菜、韭菜、油菜、胡萝卜、小白菜、空心菜、香菜、荠菜、金花菜、辣椒、莴苣、豌豆苗和茶叶以及杏和柿子等。

$1\mu g$ 视黄醇当量 $=1\mu g$ 视黄醇 $=3.33$ 国际单位维生素A $=6\mu g$ β-胡萝卜素。

2. 维生素D的生理作用和食物来源

维生素D是类固醇的衍生物，主要生理作用是促进小肠对钙、磷的吸收；促进骨骼对钙的吸收，促进骨骼钙化；促进肾脏排磷。

维生素D在自然界的分布并不广泛，主要存在于鱼肝油和动物内脏。经常日晒也可增加体内维生素D的水平。

3. 维生素E的生理作用和食物来源

维生素E是生育酚和三烯生育酚的总称。维生素E具有抗氧化作用，它是细胞膜上的抗氧化剂，保护细胞上的多不饱和脂肪酸免受自由基的攻击，维持细胞膜的完整性。缺乏维生素E的红细胞膜易破裂溶血；维生素E促进脂类过氧化，维生素E缺乏可导致动脉壁脂类过氧化物增加；补充维生素E后，动脉硬化的范围和发病率均降低；维生素E长期缺乏可导致视网膜色素上皮细胞永久性损伤。

维生素E广泛存在于动植物食品中，在动物性食品中以αE型存在，植物油（橄榄油、椰子油除外）中维生素E含量较多。另外，大豆、牛奶及奶制品和蛋黄中也含有维生素E。

4.维生素B₁（硫胺素）的生理作用和食物来源

硫胺素又称维生素B₁，它维护神经、消化、循环等系统的正常功能，影响心肌和骨骼肌等组织的能量代谢。当维生素B₁缺乏时，神经组织的能量供应受到影响，患者出现手足麻木、四肢无力等多发性周围神经炎的症状，严重缺乏时可引起心跳加快、心脏扩大和心力衰竭等症状，俗称"脚气病"。

硫胺素主要存在于一些植物和动物组织中，酵母和谷物的果皮、胚中含量较高，如全麦面粉中硫胺素的含量为0.36 ~ 0.5mg/100g，整粒大米的硫胺素含量为0.5mg/100g。干果、坚果以及动物性食品如牛肉、羊肉、猪肉、家禽肉、肝脏、肾脏、脑、蛋类等均含有硫胺素。

5.维生素B₂的生理作用和食物来源

维生素B₂又称核黄素。它在体内调节蛋白质、脂肪和糖类的代谢，并促进人体的生长发育，维持皮肤和黏膜的完整性。

动物性食品是核黄素的主要来源，其中肝、肾和心含量最高，全奶、奶粉、奶油、蛋类次之，许多绿色蔬菜和豆类中也含有核黄素，但是谷类和一般蔬菜中含量较少。

6.维生素C的生理作用和食物来源

维生素C（抗坏血酸）的生理功能包括：促进组织中胶原的形成，促进机体生长和组织的修复，缺乏抗坏血酸，伤口愈合延迟。促进铁的吸收，治疗缺铁性贫血，抗坏血酸可将叶酸还原为四氢叶酸，治疗巨红细胞性贫血。维持细胞代谢，具有解毒作用。

维生素C主要存在于新鲜蔬菜和水果中。只要经常能吃到充足的新鲜蔬菜和水果，并注意蔬菜的合理烹调，一般不会发生抗坏血酸缺乏病。

二、微量元素

根据在人体内的含量，矿物质分为常量元素和微量元素。其中有11种元素（氢、碳、氮、氧、钠、镁、磷、硫、氯、钾、钙）每天需要量在100mg以上，称为常量元素，它们占人体总质量的99.90% ~ 99.95%；另外一些元素每天需要量很少，但具有重要生理意义，称为微量元素。目前已知人体所需的必需微量元素有铁、锌、硒、铜、钼、钴、锰、碘、镍、锡、硅、钒、铬、氟等14种。

1. 铁的生理作用和食物来源

正常人体随年龄、性别、营养状况和健康状况等的不同，体内含铁量不同。体内78%的铁以血红蛋白的形式存在，22%的铁以储藏铁的形式存在。铁与血红蛋白、肌红蛋白、细胞色素及许多酶的合成有关，与机体的能量代谢和免疫能力密切相关。缺铁会降低铁依赖酶的活性，减少储存铁的含量，严重时可导致贫血、运动能力低下、体温调节能力下降、智力障碍、免疫力下降等。

大多数食物中铁的含量的差异很大，这是由于食物生长的土壤气候条件不同。铁含量最丰富食物是动物内脏（肝和肾）、蛋黄、干豆类、可可、甘蔗糖蜜和香菜。含铁低的食物是奶及奶制品、白糖、白面粉和面包（未强化）、精白米、土豆和大多数新鲜水果，而中等铁含量的食品有瘦肉、鱼、禽类、坚果、绿叶蔬菜、全麦面粉和面包。

2. 碘的生理作用和食物来源

碘是甲状腺激素的组成成分，可调节蛋白质、脂肪和糖的代谢，促进蛋白质的合成，调节水和电解质的代谢，促进维生素的吸收和利用，调节许多酶的活性，促进神经系统的发育和分化，在胚胎发育期和出生后的早期缺乏甲状腺素会严重影响脑的发育，造成婴儿智力下降、聋哑、面容呆笨、骨骼和生殖系统发育障碍而发生呆小病。

海盐和海产品含碘丰富，是碘的良好来源。补碘可常吃海带、紫菜等海产品。但最方便、经济、有效的办法是食用碘盐。

3. 锌的生理作用和食物来源

锌是许多酶的组成成分，与人类生命活动密切相关。其主要功能有：促进儿童生长发育和性腺发育；促进婴儿脑发育；促进食欲；促进维生素A的正常代谢和生理功能；调节免疫功能；促进皮肤健康，锌缺乏者皮肤粗糙、干燥，皮肤创伤愈合延迟，增加了感染的易感性。

锌的来源广泛，普遍存在于各种食物，动物性食物如肉类、动物肝、蛋类、海制品（尤其牡蛎）是锌含量和利用率均高的食物，其中牡蛎、鲱鱼每千克含锌量都在1000mg以上，肉类、动物肝脏、蛋类则在20～50mg。其他食物锌的利用率低。

4.硒的生理作用和食物来源

硒的生理功能主要包括：调节谷胱甘肽过氧化物酶的活性，维持正常的免疫功能；促进机体的生长发育；保护心血管系统的健康；保证视觉器官的健康和良好的视力；抗肿瘤作用。

硒的主要来源是海产品、内脏和肌肉。粮食和谷类产品含硒量因产地不同差异很大，植物性食品的硒含量主要取决于其生长的土壤环境。

5.氟的生理作用、食物来源

氟是牙齿和骨骼的构成元素之一。适量的氟可提高牙质硬度，并增强牙齿抗酸能力。氟还可以抑制口腔中乳酸杆菌生长，起到预防龋齿的作用。同时，适量氟化物有利于增强骨骼强度和硬度。人体缺氟，不仅易患龋齿，骨骼也容易发生骨折。但长期摄入过量氟化物，可患氟斑牙和氟骨症，并引起骨骼损害，出现骨畸形，严重者可压迫神经，出现四肢瘫痪。

氟主要来源于海产品和茶叶。大豆、鸡蛋、牛肉和菠菜中也有一定的含量。

第四节

膳食纤维

20世纪70年代以前，膳食纤维被认为是膳食中的非营养物质，几乎没有得到人们的重视。自从20世纪70年代Burkitt和Trowell发现非洲人的膳食中富含纤维而无便秘，他们提出粗粮或富含纤维的食物可以预防西方人常见的某些疾病如肠癌、憩室炎、阑尾炎、便秘、痔疮、静脉曲张、糖尿病、肥胖等的假设，20世纪80年代不断有新的文章提出膳食纤维与人群健康的关系，现在人们开始研究各种膳食纤维成分与某些疾病的关系，并且不断有新的理论出现。

膳食纤维根据水溶性分为可溶性膳食纤维和不溶性膳食纤维。前者包括果胶、树胶、黏胶和部分半纤维素等，可溶性的半纤维素主要来源于柑橘类、燕麦制品和豆类。后者包括纤维素、木质素、半纤维素等，不溶性的半纤维素来源于小麦、黑米、大米和蔬菜。

纤维素是植物细胞壁的主要成分，由数千个葡萄糖通过 $\beta-1,4$ 糖苷键连接起来的直链淀粉。纤维素具有吸水性但不溶于水的特性，故可增加食物体积。人体无相应的消化酶，因此纤维素不能在人体内消化。半纤维素是多种糖基连接起来的支链淀粉。在人的大肠中，半纤维素比纤维素易于被细菌分解。在谷类中可溶性的半纤维素叫做戊聚糖。戊聚糖可降低血清中胆固醇水平。果胶是水果和蔬菜中的一种多糖，多存在它们的软组织中。树胶是某些植物的分泌物如阿拉伯胶，除存在于植物渗出液中，也存在于海藻和种子中。木质素存在于植物的细胞壁中，很难与纤维素分开，所以大多数膳食纤维的定义中包含纤维素。抗性淀粉是在人的小肠内不能被吸收的淀粉及其分解产物。最近的研究表明淀粉不是可以完全消化的，有一部分淀粉在小肠的下部仍不能被消化，而是在肠内被发酵。

膳食纤维具有以下生理功能。

① 降低血胆固醇水平：大多数可溶性的膳食纤维如果胶、树胶可降低血清中胆固醇和低密度脂蛋白的水平，分离的纯纤维或不溶于水的膳食纤维则无此作用。

② 减少心血管疾病：增加膳食纤维的摄入可降低冠心病死亡的危险。谷类纤维能预防心脏病，其作用与血清胆固醇水平无关。膳食中少量增加全谷粒、豆类和富含果胶的水果，即可产生益处。

③ 预防糖尿病：水溶性膳食纤维能使血糖处于稳定状态，减少餐后血糖升高的幅度，降低血清胰岛素的水平或提高胰岛素的敏感性，从而降低血糖。其可能的原因是可溶性膳食纤维的黏稠性能延缓胃的排空时间，并减慢营养素和淀粉在小肠内的吸收。膳食纤维在大肠内酵解产生的短链脂肪酸抑制肝糖原的分解，从而影响血糖水平。多国糖尿病学会推荐糖尿病患者高复合糖类、高纤维和低脂肪的膳食，这种增加高纤维摄入的膳食可有效控制糖尿病患者的血糖。

④ 控制肥胖：膳食纤维有控制体重的作用。因为大多数富含纤维的食物如全谷类、全麦面包、豆类、水果类和蔬菜类的食物只含有少量的脂肪。在控制热量的同时，摄入富含膳食纤维的膳食可起到减肥的作用。

⑤ 改善大肠功能：膳食纤维能缩短排便时间，尤其是麦麸，能大大减少食物残渣在大肠内的停留时间。

⑥ 辅助消化：膳食纤维能增加食物在口腔咀嚼的时间，另外膳食纤维被肠道细菌分解，产生低级的挥发酸及其分解产物，促进胃肠道蠕动，刺激消化液的分泌，具有辅助消化的功能。

⑦ 防治憩室病：憩室是结肠壁薄弱处向外凸出形成的小囊，是病菌生殖繁衍的场所。囊部发炎，就会形成憩室炎，会非常疼痛。膳食纤维可使排便通畅，减少肠内压力，既能预防又能治疗憩室病。

⑧ 预防"压挤病"：肠内过分干结的粪便瘀滞，使肠"分节运动"增强，肠内压力增大，导致下肢静脉曲张、盲肠炎、痔疮、裂孔疝及静脉血栓形成，统称为压挤病。合理摄入膳食纤维，能够有效地预防压挤病。

⑨ 能吸附某些食品添加剂、农药、洗涤剂等化学物质，对健康有利。

有人曾对膳食纤维摄入量与发病率进行过调查研究，经常缺少膳食纤维，能引起胃肠疾病、心血管疾病、代谢性疾病。

膳食纤维虽然对人体有很多益处，但也不是多多益善。过多的膳食纤维摄入会引起腹胀；膳食纤维可以和金属离子结合或吸附，影响多种矿物质的吸收，长期过多地摄入膳食纤维可使钙、镁、铁等吸收减少；还可影响胡萝卜素、尼克酸、维生素B_6、维生素B_{12}的吸收和利用。

由于膳食纤维种类繁多，各类膳食纤维的作用又不是十分明确。因此，膳食纤维的适宜摄入量有不同的推荐值。美国膳食专家委员会和FDA提出的建议量是健康成人每日25～35g或每千卡能量需要膳食纤维10～13g。美国供给量专家委员会推荐摄入膳食纤维的组成以70%～75%不溶性膳食纤维和25%～30%可溶性膳食纤维为宜；以多种富含膳食纤维的天然食物作为膳食纤维的来源，而不用纯化的多糖、果胶或树胶等作为膳食纤维的补充剂来增加膳食纤维的摄入量。我国目前膳食纤维的需要量尚无法制定，一般认为成人摄入24g膳食纤维为宜。

膳食纤维主要来源于植物性食物。粮谷的麸皮和糠含有大量的纤维素、半纤维素和木质素；柑橘、苹果、香蕉、柠檬等水果，洋白菜、甜菜、苜蓿、豌豆、蚕豆等蔬菜含有较多的果胶，部分食物中膳食纤维的含量可查阅本书第八章第二节。

某些情况下不宜过多摄入膳食纤维，如各种急性慢性肠炎、伤寒、痢疾、结肠憩室炎、肠道肿瘤、消化道小量出血、肠道手术前后、肠道食管管腔狭窄、食管静脉曲张。

第五节

水

　　水是人体重要的组成成分，是维持生命必不可少的营养素之一。人体内的水主要分布在细胞外液（血浆）和细胞内液（组织间液）中，成年人总水量占体重的50% ～ 60%，并随年龄、性别不同而有所差异。细胞内液和细胞外液的水分不断进行交换，并保持着一定的动态平衡。

　　正常情况下，水的摄入和排出保持平衡。人体内的水主要来源于饮料和食物，少量由三大营养物质在体内代谢产生。水的排出主要通过肾脏、皮肤、肺和胃肠道。一般成年人每日尿量为500 ～ 4000mL，最低尿量为300 ～ 500mL，如果尿量少于最低量，人体代谢产生的废物就会蓄积在体内，影响人体正常功能。

　　水是维持人体正常生理活动所必需的营养素，它具有以下生理功能。

　　① 催化剂：水构成细胞内介质，物质的分解、水解以及食物的消化都依赖于水的存在。

　　② 良好溶剂：水将单糖、氨基酸、脂蛋白、维生素和无机盐营养成分运输到组织和血液进行再分配，并将代谢废物如尿素、二氧化碳等代谢废物通过肺、皮肤和肾脏排出体外。

　　③ 体温调节剂：体内能量代谢产生的热，通过体液传到皮肤，再经蒸发或出汗来调节体温，保持体温的恒定。在热环境下进行体力活动时，及时、充分地补充水分，可以降低体温，预防中暑。

　　④ 滋润剂：泪液、唾液、关节滑液、胸膜和腹膜浆液、呼吸道和胃肠道黏液可以起到很好的润滑作用。

　　人体缺水严重时可引起死亡。禁食但喝水可存活数周，禁水5 ～ 10天就可有生命危险。当人体丢失水量达到体重的2%时，会出现口渴、尿少；失水量达到体重10%时，会出现烦躁、全身无力、体温升高、血压下降、皮肤失去弹性；当失水量超过体重的20%时，就会引起死亡。由此可见，水对于人体非常重要。但水也不是越多越好，当水摄入量超过肾脏排出能力时，可引起体内水过多而引起水中毒，常见于肾脏疾病、肝病、充血性心力衰竭等。正常人很少发生水中毒。

　　人体基础需水量取决于非显性失水和显性失水，并受年龄、身体活动、环境温度等因素的影响，因此变化较大。成人每消耗4.184kJ能量需要1mL的水，考虑到出汗、活动及溶质负荷的变化，水的需要量可增加到1.5mL/4.184kJ。故在一般情况下，在温和气候条件下的轻体力劳动者，每日饮水量最少为1200mL。老年人的口渴感比较迟钝，故应注意他们的补水量。哺乳期妇女每天需要额外增加1000mL以内的水分满足乳汁的分泌。婴幼儿组织细胞增长时需蓄积水分，因此婴幼儿水的需要量以1.5mL/4.184kJ为宜。

饮水应少量多次，切忌感到口渴时才饮水。空腹饮用水可以保证进餐时消化液的分泌充足，促进食欲并能很好地消化食物，一次性大量饮水则会增加胃肠负担，稀释胃液，使食物不能很好地消化，并降低了胃酸的杀菌作用。早晨起床后空腹喝一杯水，可降低血液黏稠度，增加血循环容量。睡觉前喝一杯水，能够预防夜里血液黏稠度的增加。当人剧烈运动大量出汗时，在补充水分的同时应注意补充矿物质。

目前，我国居民饮用水主要有：自来水、纯净水、人造矿化水、矿泉水和天然水。自来水就是地表水和地下水，经过净化消毒后再输送到各用户家中，是目前国内最普遍的生活饮用水。白开水就是烧开的自来水，它是最符合人体需要的饮用水，具有清洁、无菌、硬度适中的优点，也是满足人体健康最经济实用的饮用水。纯净水以自来水为水源，过滤有害物质的同时，去除了人体必需的矿物质如钾、钙、镁、铁、锌。饮用矿物质水是通过人工增加矿物质来改善水的矿物质含量的，但添加的矿物质的吸收情况以及对人体健康的影响都需进一步研究。矿泉水是指从地下深处自然涌出或人工开采所得到的未受污染的天然地下水，经过过滤、灭菌、罐装而成。矿泉水中的矿物质容易被人体吸收。

不宜饮用未经消毒过滤处理过的生水，如河水、溪水、井水、库水等。这些水中含有有害的微生物，直接饮用可能引起急性肠胃炎、伤寒、痢疾及寄生虫感染等疾病。蒸锅水即蒸饭、蒸馒头的剩锅水，含有较多的重金属和亚硝酸盐，会对人体健康产生不利影响。

经常适量饮茶，对人体健康有利。茶叶中含有对人体有利的化学成分如茶多酚、茶多糖、咖啡因等。茶多酚、儿茶素可以保持血管的弹性，还能消除动脉血管痉挛，防止血管破裂，因此，长期饮茶可以预防心血管疾病并能防止肿瘤的发生。但长期大量饮用浓茶会影响消化功能。茶叶中的鞣酸会妨碍铁的吸收。一般空腹和睡前不要饮茶。

合理选择饮料对人体健康有一定的帮助。果蔬汁饮料可以补充水溶性维生素、矿物质和膳食纤维；运动大量出汗时可以选择富含电解质的运动饮料，对于需要控制能量或控制糖分摄入的人，可在同类饮料中选择能量低的。但是市售饮料都含有一定的能量，不宜摄入过多。

<h2 style="text-align:center">第六节</h2>

中国居民膳食指南

《中国居民膳食指南（2016）》覆盖了2岁以上的健康人群，推荐的理想膳食模式所包括的食物种类和比例能最大限度地满足不同年龄阶段、不同能量需要水平的营养需求，其制定依据我国居民膳食营养素参考摄入量，结合了我国居民营养与慢性病状况的报告数据以及食物与健康关系的研究报告，并考虑了我国食物资源和饮食特点。膳食指南对提高我国人民健康水平具有重要的意义，其主要内容包括以下几个方面。

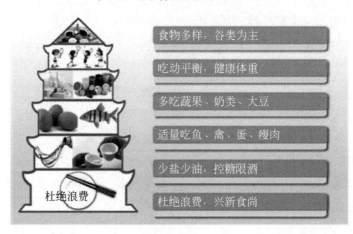

中国居民膳食指南（2016）

- 食物多样，谷类为主
- 吃动平衡，健康体重
- 多吃蔬果、奶类、大豆
- 适量吃鱼、禽、蛋、瘦肉
- 少盐少油，控糖限酒
- 杜绝浪费，兴新食尚

一、食物多样、谷类为主

食物多样化是实现平衡膳食的基本途径。除6月龄内婴儿的母乳外，没有任何一种食物可以满足人体所需的能量及全部营养素，因此，只有多种食物组成的膳食才能满足人体的营养需要，因此建议膳食应做到食物多样化，平均每天摄入12种以上的食物，每周25种以上的食物，烹调油和调味品不包括在内。每天食物种类应包括以下五类。

1.谷薯类

包括谷类、薯类和杂豆类。谷类包括米、面、杂粮，薯类包括土豆、甘薯、木薯，杂豆类指除大豆之外的红豆、绿豆、花豆、芸豆、豌豆、鹰嘴豆、蚕豆等。每天摄入谷薯类食物250～400g，其中全谷物和杂豆类50～150g，薯类50～100g。

2.蔬菜水果类

包括鲜豆、根茎、叶菜、茄果等，主要提供膳食纤维、矿物质、维生素C和胡萝卜素。在一个平衡膳食里，蔬菜是必不可少的，否则就不能满足身体对某些维生素和无机盐的需要，膳食纤维也会摄入不足。成人每天最好能吃400～500g蔬菜。

3.动物性食物

包括肉、禽、鱼、奶、蛋等，主要提供蛋白质、脂肪、矿物质、维生素A和B族维生素。肉类的蛋白含量较高，宜与谷类搭配食用。畜肉的肌肤呈暗红色，故有红肉之称。其余肉类为白肉。目前我国居民畜肉摄入过多，鱼禽肉摄入过低，从而增加了罹患2型糖尿病和结直肠癌的风险。

4.大豆类和坚果类

豆类及其制品主要提供蛋白质、脂肪、膳食纤维、矿物质和B族维生素。

5.纯热能食物

包括动植物油、食用糖和酒类，主要提供能量。植物油不但能增加食物的香味，还可提供维生素E和必需脂肪酸，并促进脂溶性维生素的吸收。

做到谷类为主的措施：餐餐有谷物，并将全谷物、小米、玉米、燕麦、全麦粉与精白米面搭配。杂豆类既可以融入主食，也可以融入菜肴中。可以将薯类作为一部分主食，也可作为菜肴增加薯类的摄入，亦可将薯类作为零食如烤红薯、烤土豆等，但不宜多吃油炸薯类食物。

通过粗细搭配，有荤有素、色彩丰富做到食物多样化。在一段时间内同类型的食物可以互换，从而避免食物品种单一，促进食物多样化。

二、动吃平衡，健康体重

吃动平衡就是在健康饮食、适当运动的基础上，保证食物摄入量和身体活动量相对平衡，使体重在一段时间内维持稳定，从而促进身体健康，降低疾病发生率。建议成人每天利用上下班或者休闲时间至少快走6000步，相对于瑜伽60min，太极拳60min，慢跑40min，骑车40min，游泳30min或打网球30min。每天中等强度身体活动至少30min，每周累计150min，尽量不要久坐，运动的同时应避免损伤。

建议通过定时定量、减少在外就餐、分餐制、少吃高油高糖的食物、每餐少吃一口来保证食物摄入不超过人体需要。

三、多吃蔬果、奶类和大豆

新鲜蔬菜和水果富含维生素、矿物质、膳食纤维和植物化学物。蔬菜是β-胡萝卜素、维生素C、叶酸和钾的良好来源。蔬菜种类繁多，每种蔬菜都有自己的特点，因此应该选择多种蔬菜，做到餐餐有蔬菜、天天有水果，而且深色蔬菜最好超过蔬菜总量的一半。建议健康成年人每天保证摄入300 ~ 500g的蔬菜。尽量选择新鲜、应季的蔬菜，食用土豆、芋头、山药、南瓜、百合、藕、菱角等碳水化合物含量高的蔬菜时，减少主食的摄入量。适合生吃的蔬菜尽量生吃，如烹调则要急火快炒，以减少营养素的损失。

奶类是营养价值较高的天然食品。牛奶蛋白质含量平均为3%，其必需氨基酸比例符合人体需要，人体消化吸收利用率高，是优质蛋白质。奶中的乳糖能促进钙、铁、锌等矿物质的吸收。牛奶富含钙，是膳食钙的重要来源。我国居民钙含量较低，建议每天饮奶300mL。

大豆含有丰富的蛋白质，富含谷类蛋白质缺乏的赖氨酸，是与谷类蛋白质互补的理想食品。大豆富含不饱和脂肪酸，其中亚油酸含量高达50%，还含有较多对心血管健康有益的磷脂。大豆还含有丰富的钾、钙、维生素E、大豆异黄酮、植物固醇、大豆多聚糖等，可预防心血管疾病和骨质疏松，改善女性绝经期症状。建议每天摄入一定量的豆类。

坚果属于高能量食物，适当摄入有利于健康，建议每人每周摄入50 ~ 70g。

四、适量吃鱼、禽、蛋、瘦肉

鱼、禽、蛋和瘦肉都是动物性食物，这些食物含有丰富的蛋白质、脂溶性维生素、B族维生素和矿物质，是平衡膳食的重要组成部分。但肉类含有较多的脂肪、饱和脂肪酸和胆固醇，摄入过多会增加肥胖和心血管病的风险。因此，建议此类食物应适量摄入，建议成人每天120～200g动物性食品即平均摄入鱼类40～75g，畜禽肉类40～75g，蛋类40～75g。由于禽类和鱼类脂肪和饱和脂肪酸含量显著低于畜类，因此应多吃鱼禽肉，少吃畜肉。每天吃一个整鸡蛋。少吃烟熏、腌制和煎炸肉类，以免这类食物对健康产生不利影响。

五、少油少盐，控糖限酒

要培养清淡饮食习惯，少吃高盐和油炸食品。成人每天食盐不超过6g，每天烹调油25～30g。健康人也要控制添加糖的摄入量，每天不超过50g，最好控制在25g以下，糖友们最好不要食用添加糖。每日反式脂肪酸摄入量不超过2g，主要是要回避人造奶油、糕点、油炸食物等。足量饮水，每天7～8杯（1500～1700mL），最好饮用白开水和淡茶水，不喝浓茶、咖啡及含糖饮料。最好不要饮酒，如果饮酒男性每天不超过25g酒精，女性不超过15g酒精。

六、杜绝浪费，兴新食尚

提倡珍惜食物，适量备餐、分餐，定量用餐，选择新鲜卫生的食物和适宜的烹调方式。食物制备生熟分开，熟食二次加热要热透，并且学会阅读食品标签，合理选择食品。多回家吃饭，享受食物和亲情，传承优良文化，兴文明饮食新风。

除此之外，还要合理安排一日的餐次，两餐之间的间隔和每餐的数量、质量，使进餐与日常生活制度和生理状况相适应，并使进餐与消化吸收过程协调一致。膳食制度安排得适当，可以协助提高劳动和工作效率，按照我国人民的生活习惯，正常情况下，一般每日三餐比较合理，两餐的间隔以4～6h合适。各餐数量的分配要适合劳动需要和生理状况，较适宜的分配为：早餐占全天总热量的25%～30%，午餐占全天总热量的40%，晚餐占全天总热量的30%～35%。

尽量做到饭菜色彩搭配漂亮，香气扑鼻，滋味鲜美，同时也应不断调换食物品种和烹调方法，尽可能做到多样化。这样可以促进食欲，有利于食物的消化和吸收。饭菜容积以使人恰好有饱的感觉为度，食物容积过大会增加消化负担，过小则会产生饥饿感。

另外，用膳时间应和生活工作制度相配合。有合适的膳食安排，科学的烹饪方法，应能促进消化，引起食欲。同时要保证清洁卫生，防止食物被污染，并减少营养素的损失。

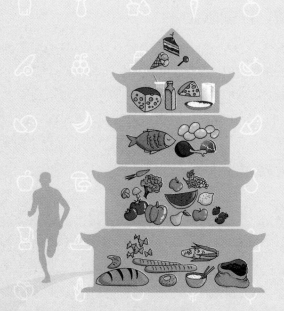

第四章

糖友怎么吃才对

第一节

合理控制总能量是关键

合理控制能量是糖尿病饮食控制的首要原则。糖尿病患者的能量供给以维持理想体重为宜。对肥胖者必须减少能量摄入以减少体重，对消瘦者必须提高能量摄入以增加体重。

一、少吃多动，控制体重

每餐八分饱，晚餐饮食要清淡易于消化。少荤多素，不暴饮暴食。不宜饥一顿饱一顿，不要经常在外就餐。多吃就要多运动，运动不多就不要多吃，要维持体重正常。观察自己的体重及腰围，如果一段时间内体重及腰围继续增加，说明还是吃得太多，饭量还可以适当减少。

超重和肥胖者应限制能量的摄入量，在进行饮食治疗的时候，不必苛求太快的减重速度，体重减轻以每周0.5kg为宜。一般来说，在饮食疗法开始后的1～2个月，可减重3～4千克，此后可与运动疗法并用，保持每月减重1～2千克，这样可获得比较理想的治疗效果。通过单纯节食减体重，减少的身体成分以瘦体组织为主，而通过运动减少的身体成分主要是体脂肪，提倡每天中等强度的体力活动至少30min或每天快步行走6000～10000步。如果1个月后体重没有变化，则需要调整饮食和运动计划。监测体重变化，每周称体重1次（用同一量器、穿着相似的衣服，并固定时间如早餐前）。

二、合理膳食，均衡营养

每天进食适量谷类、肉类、蔬菜、豆类、水果及奶类食品，少吃脂肪、油、盐、糖类及零食，全天进食种类不少于12种，一周不少于25种。对于糖尿病患者来说，并不是越少越好，而是要做到营养全面和均衡。所谓"平衡"，就是要求每日应摄入粮谷类、蔬菜水果类、肉蛋类、乳豆类和油脂类五大类食物，每天都应保证摄入，不偏食哪一种，搭配合理就是平衡。糖尿病患者比正常人更需要营养全面。应做到主食粗细搭配、副食荤素搭配，天天如此，顿顿如此；不挑食，不偏食。任何一种单一的食物都不能满足人体每日所需的40余种营养素，而且许多食物中的营养素成分对人体的益处尚未明了。因此，摄入种类齐全、数量充足、搭配合理的多种天然食物，才能达到维护健康、抵御疾病的目的。

提示：糖尿病患者不要错误地认为不吃或少吃主食就可以更好地控制血糖，每天的主食量至少要有4～5两（1两=50g）。主食的碳水化合物含量为75%左右，4两主食含碳水化合物150g左右。

三、粗细粮搭配

主食多选粗杂粮代替精细粮，有利于控制餐后血糖，可增加饱腹感。主食最好粗细粮搭配，全天主食总量的一半为粗杂粮，可选择荞麦、燕麦、大麦、玉米、玉米面、小米、黑米等粗杂粮及其制品。

提示：土豆、红薯、芋艿、南瓜、山药类食物富含淀粉，也应计入每天的总能量摄入量内，叶类蔬菜富含纤维素则可以多吃。多数淀粉类食物，如土豆、面包、米饭、香蕉等精加工食品对餐后血糖影响大，而全麦面包、粗粮、豆类、蔬菜等能使碳水化合物在胃肠以易消化的形式缓慢释放，吸收得慢，随时间的增加，组织变得对胰岛素敏感，血糖的升高并不以剧烈波动的形式表现出来，有益于控制餐后血糖。

增加膳食纤维的方法：
① 选择全谷、全麦食物做早点；
② 用部分粗粮替代精细米面，但吃粗粮也不能超出总量；
③ 每日膳食中可添加豆类食物，如红豆、绿豆等；
④ 每日必须多吃青菜，特别是青菜的叶和茎。

注意：膳食纤维并非"多多益善"，过量摄入可能造成腹胀、消化不良。也可能影响钙、铁、锌等元素的吸收。还可能降低蛋白质的消化吸收率。特别是对于老年糖尿病患者、胃肠道功能减弱的患者、肠炎和肠道手术的患者、容易出现低血糖的患者等，更应注意。

四、决定每天应该吃多少

要想弄明白每天应该吃多少，也就是进食量，要弄懂两方面的问题：全天的总摄入量和主副食如何搭配。

1. 按体重和体力活动量来确定需要量

① 计算理想体重计算：理想体重=身高（cm）-105

② 判断自己的体型：计算体重指数（BMI）；BMI=体重（kg）/身高（m）^{2}

③ 理想体重和体型确定之后，计算一天所需要的总能量：

一天所需要的总能量=理想体重（千克）× 每千克理想体重所需要的能量（参见表4-1）

表4-1 成人每日能量供给量表（千卡/千克理想体重）

体型	卧床	轻体力活动	中体力活动	重体力活动
消瘦	20～25	35	40	40～45
正常	15～20	30	35	40
超重或肥胖	15	20～25	30	35

轻体力活动包括：经常坐着的工作、少量洗衣、做饭、驾驶汽车、缓慢行走等。

中体力活动包括：搬运轻东西、持续长距离行走、环卫工作、庭院耕作、油漆工、管道工、电焊工、采油工等。

重体力活动包括：重工业劳动、室外建筑、搬运、铸造、收割、挖掘、钻井工人等。

举例说明：王××，男性，36岁，体重80kg，身高165cm，中等体力活动强度。他每天需要的总能量是多少？

首先计算他的理想体重=165-105=60kg；

确定他的体型是肥胖型还是消瘦型：计算BMI=80÷1.65^2=29.4，肥胖体型。

查表4-1，按肥胖、中体力活动量，每日能量供给量为30kcal/kg理想体重；

每日需要的总能量=60kg×30kcal/kg理想体重=1800kcal。

2. 根据总能量的限定决定每日的主副食定量

为方便起见，规定了不同总能量下，平均每日各种食物的种类和数量，参照表4-2。

3. 根据1800kcal的主副食定量进行餐次分配

主食分配方案为：早餐1两（1两=50g）、午餐2两、晚餐2两。

副食可为：早餐牛奶250mL，鸡蛋1个，瘦肉类（如鱼、鸡、瘦猪肉、瘦牛羊肉）2两、豆制品半两、蔬菜1斤（1斤=500g）、水果200g，植物油2.5汤匙（表4-3）。

表4-2　不同总能量下每日主副食的分配简表

能量/千卡	主食	蔬菜	水果	豆类	奶类	鸡蛋	肉类	油脂
1395	3两	1斤	4两	半两	250mL	1个	1.5两	25g
1485	3.5两	1斤	4两	半两	250mL	1个	1.5两	25g
1575	4两	1斤	4两	半两	250mL	1个	1.5两	25g
1620	4两	1斤	4两	半两	250mL	1个	2两	25g
1710	4.5两	1斤	4两	半两	250mL	1个	2两	25g
1755	4.5两	1斤	4两	半两	250mL	1个	2.5两	25g
1845	4.5两	1.5斤	4两	半两	250mL	1个	3两	25g
1935	5两	1.5斤	4两	半两	250mL	1个	3两	25g
1980	5两	1.5斤	4两	半两	250mL	1个	3.5两	25g
2025	5两	1.5斤	4两	半两	250mL	1个	4两	25g

注：以上质量均为可食部质量。半两豆类相当于2两豆腐、400mL豆浆。

表4-3　全天能量1800kcal的主副食品种及参考分配

食物名称	每日数量	餐次分配			
		早	午	晚	加餐
主食	250g	50g	100g	100g	
牛奶或酸奶	250mL	250mL			
鱼、鸡、瘦肉类	100g		50g	50g	
鸡蛋	1个（中等大小）	1个			
豆类	25g		25g		
新鲜蔬菜	500g	100g	200g	200g	
新鲜水果	200g				200g
烹调油	25mL	5mL	10mL	10mL	
食盐	5g	1g	2g	2g	

注：提供能量1800kcal/d。加餐时间：上午9点半、下午3点和晚上睡前的9点。

第二节
正确地分配进餐

　　少量多餐，定时定量，有规律地进食有利于血糖的控制。一日至少进食三餐，两餐之间间隔4～5h，进餐速度一定要慢，一般早餐、中餐、晚餐三餐进食比例为全天食物的1/5、2/5、2/5。定时定量定餐，养成规律的进食习惯，可减轻胰腺负担，也有利于稳定病情。注射胰岛素的患者或者易出现低血糖的患者应该在三餐正餐中匀出一部分食物留做加餐，这样既可以避免进餐后血糖出现大幅度的升高，同时增加餐次也可减少低血糖的发生。尤其是晚间睡前1h加餐，可有效预防夜间低血糖的发生。夜间低血糖会刺激体内产生升高血糖的激素，易发生清晨及早餐后显著高血糖，使血糖更不易控制。一般在三餐之间添加2～3次加餐，加餐时间可放在上午9～10时、下午3～4时及晚上21～22时，进餐时间必须固定，否则会造成血糖紊乱。加餐食物也要有选择，不能随意吃零食和小吃。上午和下午的加餐可适当选择面包、饼干或豆腐干等，晚间的加餐品种可以丰富一些，除少量主食外，可以选择牛奶、鸡蛋、瘦肉等富含蛋白质的食物，这些富含优质蛋白质的食物对血糖影响较小。

养生小贴士 ❶　　不能大吃大喝，也不能不吃不喝，一日至少保证三餐，按早、中、晚各1/3或早1/5、中和晚各2/5的主食量分配，并结合自己的习惯和血糖情况在两正餐之间加餐。简便方法是由正餐中匀出部分食物作为加餐。也可以选用低糖的蔬菜，如黄瓜或西红柿每日1个作加餐。晚上睡前的加餐，除主食外，尚可配牛奶或酸牛奶半杯或豆腐干2块等富含蛋白质的食物，以延缓葡萄糖吸收，防止夜间出现低血糖。

第三节

照表来吃饭

一、什么是食品交换份

把经常食用的食品，按其所含的主要营养素，分成7类，分别列于7个表中，包括谷物、薯类，蔬菜类，水果类，豆类，奶类，肉、鱼、蛋类，油脂、硬果类。这7个表格称为食品交换表（见第八章第三节）。

同一表中的食物所含的营养素种类大致相同，不同表中的食物种类所含的营养素不同。食品交换表中含90kcal能量的食品质量称为1个单位。食品交换表中每一种食品1单位的质量都已经注明，见表4-4。

表4-4　1个交换单位的食物质量及营养素含量

食品交换表	1单位质量	能量/kcal	蛋白质/g	脂肪/g	碳水化合物/g
表8-10（谷物、薯类）	25g	90	2	—	20
表8-11（蔬菜类）	500g	90	4	—	18
表8-12（水果类）	200g	90	1	—	21
表8-13（豆类）	25g	90	9	4	4
表8-14（奶类）	160mL	90	5	5	6
表8-15（肉、鱼、蛋类）	50g	90	9	6	—
表8-16（油脂、硬果类）	（1汤勺）	90	—	10	—
	16g	90	4	7	2

二、食品交换的一些原则

① 同一表中的食品1单位所含的主要营养素大致相同，所以可以按相同单位数相互交换。例如，1单位（25g）大米可交换1单位的咸面包（35g）；50g（1两）大米可以和50g（1两）面粉互换；50g（1两）瘦肉也可以和100g（2两）豆腐互换。

② 不同类食品当营养素结构相似时，也可以互换。例如，25g（半两）燕麦片可以和200g（4两）橘子互换，它们所含热量、碳水化合物基本相近。

③ 不同表中的食品，由于所含的营养素的种类和数量差别较大，不能相互交换。例如，表8-10（谷物、薯类）中的1单位大米不能同表8-15（肉、鱼、蛋类）中的1单位（50g）猪肉进行交换。

这样糖尿病患者就可以按照自己的口味设计食谱，还可以利用食品交换份变换出不同花样，如表4-5所示。只要熟悉应用食品交换份，糖尿病患者的饮食安排就比较自由了。在不增加总能量、总脂肪量的前提下，糖尿病患者可以选择多种食品，包括过去不敢选择的水果、土豆、粉丝、胡萝卜、红薯和山药等。

表4-5 不同能量对应的食物交换份数对照表

能量/kcal	谷物/份	蔬菜/份	水果/份	豆类/份	奶类/份	肉类/份	油脂/份
1530	8	1	1	1	1.5	2	2.5
1620	9	1	1	1	1.5	2	2.5
1710	10	1	1	1	1.5	2	2.5
1800	10	1	1	1	1.5	2.5	2.5
1935	11	1	1	1	1.5	3	3
2025	12	1	1	1	1.5	3	3
2115	12	1	1	1	1.5	3	4
2205	13	1	1	1	1.5	3	4
2295	14	1	1	1	1.5	3	4
2430	15	1	1	1	1.5	3.5	4
2520	16	1	1	1	1.5	3.5	4
2610	16	1	1	1	1.5	3.5	4
2700	17	1	1	1	1.5	4	5

第四节
适宜的碳水化合物最重要

血糖的生成主要来源于含碳水化合物的食物，通常是我们饭菜里的主食部分即粮食类、薯类及杂豆类等食物中。粮食类主要有各种大米、糙米、全麦粉、面粉、小米、黑米、玉米、燕麦、荞麦、藜麦、高粱等，薯类（如红薯、土豆、芋头）和各种杂豆类（红小豆、绿豆、扁豆、芸豆、蚕豆）也属于主食。因为食物中碳水化合物的类型不同，人体的消化吸收快慢也不同，在体内生成的血糖高低也不同，所以我们给出两个概念，食物血糖生成指数和血糖负荷，我们可以通过食物的血糖生成指数和血糖负荷作为食物选择的依据。

食物的血糖生成指数受多方面因素的影响，如受食物中碳水化合物的类型、结构、食物的化学成分和含量以及食物的物理状况和加工制作过程的影响等。血糖生成指数在55以下的食物为低GI食物（见第八章表8-1），血糖生成指数在55～70的食物为中等GI食物（见第八章表8-2），血糖生成指数在70以上的食物为高GI食物（见第八章表8-3）。

低GI食物（GI小于55）在胃肠中停留时间长，吸收率低，葡萄糖释放缓慢，葡萄糖进入血液后的峰值低，下降速度慢，不会使人过早产生饥饿感，使能量持续而缓慢地释放，并改善肠道运动，促进粪便和肠道毒素排出，对控制肥胖、降低血脂、减少便秘都有令人满意的作用，还可以防止饮食过度和由于时间仓促所造成的进食量不足。在控制总能量的前提下，糖尿病患者和肥胖患者在选择食物时应尽可能选用低GI的食物。长跑运动员需要持续释放能量，适合选择GI值低的食物。

高GI的食物（GI大于70）进入胃肠后消化快，吸收率高，葡萄糖释放快，葡萄糖进入血液后峰值高，不适用于糖尿病患者和任何糖耐量异常的个体。但短距离赛跑的运动员需要较强的爆发力，学龄期儿童及青少年经常做剧烈运动和用脑，因此都需要身体快速释放能量，以供给肌肉及脑组织之需。对这些人群必须给予能量释放快的食物，即GI值高的食物。通过长期合理地选择食物，控制GI值，可以减少慢性病的发生。食物交换份的缺点是不能区别交换表中等值食物餐后引起的血糖应答差异，以及食物加工烹调方法和食物成熟度对机体血糖的影响。

影响食物血糖反应的不仅是糖的"质"，还与食物所含糖的"量"密切相关。某种食物的血糖指数只能告诉我们这种食物中碳水化合物转变成葡萄糖的速度和能力，而不能够准确地回答我们在摄入一定数量的某种食物后所引起血糖应答的真实情况。这就是血糖负荷（GL）的概念。在总糖类相同的情况下，膳食GI和GL越低，越有利于血糖控制和减轻胰岛素的负荷，根据食物的血糖负荷来选择食物，可以帮助糖尿病患者选择能够引起较低血糖应答的食物，同时还能有效地控制所摄入食物的数量，做到吃得明白、吃得放心，同时又能很好地控制血糖。

小知识 ❶

　　血糖负荷，英文简称GL，指的是食物中碳水化合物数量与其GI乘积，即GL=GI×食物中碳水化合物克数÷100。血糖指数（GI）仅反映糖的质，并不反映其量。血糖负荷（GL）是在GI的基础上，将摄入糖类的质量和数量结合起来，以估价膳食总的血糖效应。

　　例如：一种烤土豆GI=85，100g土豆中含碳水化合物17.2g，食用200g这种食物，其血糖负荷为29.2（计算过程为85×17.2×2÷100=29.24），属于高血糖负荷的食物。

　　等于或高于20为高血糖负荷食物，11～19为中等血糖负荷，10或更少为低血糖负荷，也是表示食物对血糖的影响。例如胡萝卜因血糖指数（GI=71）值较高而被一些人拒绝食用，但事实上100g胡萝卜中的碳水化合物含量为8.8g，食用100g胡萝卜的血糖负荷为6.2，因此，胡萝卜的普通量食用对血糖和胰岛素抵抗几乎没有什么影响。又如，每100g樱桃的GL是2.2，每100g提子的GL是46.7，显然，相同数量下樱桃比提子所引起的血糖应答要小很多。再如西瓜和苏打饼干的GI都是72，但100g食物所含碳水化合物却大不相同，苏打饼干每100g所含碳水化合物约76g，其GL为54.7，而100g西瓜所含碳水化合物只有7g，其GL为5，两者的GL相差10倍之多，可见西瓜GI虽然较高，若少量食用对血糖影响并不显著。使用基于血糖负荷的食物交换份表（见第八章表8-4），有助于有针对性地选择与搭配食物。

第五节

脂肪也有好有坏

　　由于脂肪产热多，1g产生9kcal，而等量的糖类及蛋白质产热只有4kcal。所以多吃脂肪可导致肥胖症、心血管疾病、高血压和某种癌症发病率升高。糖尿病患者应限制脂肪的摄入量。每天烹调用油控制在20～30g，即白瓷汤勺一平勺为10g，一天不超过3勺。改变烹调方式是减少烹调用油的最好方法。烹调食物时尽可能用很少量的烹调油的方法，如蒸、煮、炖、拌、氽、焖、滑熘、急火快炒等。用煎的方法代替炸也可减少烹调油的用量。不过脂肪又是人体必要的营养素。脂肪植物油种类不同，其脂肪酸构成和营养特点也不同，食物脂肪中含有各类脂溶性维生素，如维生素A、维生素D、维生素E、维生素K等，而且不同植物油所含不饱和脂肪酸的种类和含量也不同，最好交替使用不同种类的植物油。

养生小贴士 ❷　　人类膳食脂肪主要来源于动物脂肪组织、肉类及植物的种子。动物脂肪中饱和脂肪酸和单不饱和脂肪酸含量较多，而多不饱和脂肪酸含量较少。海生动物和鱼也富含不饱和脂肪酸，如深海鱼、贝类食物含EPA（二十碳五烯酸）和DHA（二十二碳六烯酸）较多。植物脂肪（或油）富含不饱和脂肪酸。植物油中普遍含有亚油酸，豆油、紫苏籽油、亚麻籽油中α-亚麻酸较多，但可可籽油、椰子油和棕榈油则富含饱和脂肪酸。含胆固醇丰富的食物是动物脑、肝、肾等内脏和蛋黄。肉类和奶类也含有一定量的胆固醇。糖尿病患者特别要防止摄入过多的饱和脂肪和反式脂肪酸，尽量不用动物油，少用或不用咸肉、香肠、腊肠和其他肉制熟食品，不宜吃多油食品或油炸食品。限制高糖、高胆固醇食物的摄入，如肥肉、动物内脏、罐头、冰淇淋、巧克力、酥皮点心、蛋糕及含糖饮料、碳酸饮料等。

养生小贴士 ❸　　在膳食脂肪中，饱和脂肪酸含量高的食物可使血胆固醇升高。这类食物包括高脂肪的乳制品（如干酪、全脂牛奶、奶油、黄油和冰淇淋）、肥的畜肉、肥的家禽肉和皮、猪油、棕榈油、椰子油。高胆固醇含量的食物也可使血胆固醇增加。这类食物包括动物肝、肾、脑等及肥肉、蛋黄、鱼子、蟹黄、咸鸭蛋、松花蛋等。

高反式脂肪酸含量的食物可以使血胆固醇增加。这些食物含有高度氢化的植物油，如很硬的人造黄油和使面点酥松的油脂。含有高反式脂肪酸的食物包括市场出售的油炸食品和烘烤食品，如蛋糕或糕点等。这类食物要尽量少吃。

不饱和脂肪酸（或油脂类）不增加血胆固醇。含有不饱和脂肪酸的食物主要是植物油和大部分坚果，以及脂肪多的鱼类如鲑鱼。不饱和脂肪酸又分为单不饱和脂肪酸和多不饱和脂肪酸两种。单不饱和脂肪酸具有降低血胆固醇、甘油三酯和低密度脂蛋白胆固醇（LDL-C），有利于降低心血管病的风险，多不饱和脂肪酸不增加血胆固醇，提供人体能量和必需脂肪酸，并且帮助脂溶性维生素如维生素A、维生素D、维生素E、维生素K和类胡萝卜素的吸收。橄榄油、茶籽油和花生油类含有高单不饱和脂肪酸；而植物油中如大豆油、玉米油、棉籽油和大部分坚果是多不饱和脂肪酸的良好来源。一些海鱼如鲑鱼、金枪鱼和鲭鱼等含有丰富的ω-3脂肪酸。ω-3脂肪酸具有降低血脂和预防血栓形成的作用，故能预防心脏病。脂肪的过多摄入不论何种脂肪酸都会使能量摄入增加，最终使体重增加。因此要多选择全谷类食物、蔬菜和水果类作为能量摄入的大部分。部分食物的脂肪含量如表4-6所示。

表4-6 部分食物的脂肪含量

食物名称	脂肪含量/（g/100mg）	食物名称	脂肪含量/（g/100mg）
猪肉（肥）	90.4	鸡腿	13.0
猪肉（肥瘦）	37.0	草鱼	19.7
猪肉（后臀尖）	30.8	鸭	5.2
猪肉（后蹄髈）	28.0	带鱼	4.9
猪肉（里脊）	7.9	大黄鱼	2.5
猪蹄爪尖	20.0	海鳗	5.0
猪肝	3.5	鲤鱼	4.1
猪大肠	18.7	鸡蛋	11.1
牛肉（瘦）	2.3	鸡蛋黄	28.2
羊肉（瘦）	3.9	鸭蛋	18.0
鹌鹑	9.4	核桃	58.8
鸡	2.3	花生（炒）	48.0
鸡翅	11.8	葵花子（炒）	52.8

减少脂肪摄入的方法如下。

① 不吃动物油，少用植物油。

② 不用油炸、油煎法制作食物。

③ 多用煮、炖、汆、蒸、拌、卤等少油做法制作食物。

④ 做汤或砂锅炖菜时，不要过油，直接将肉放在锅中炖煮。

⑤ 用各种调味品代替油脂，既获得美味，又赢得健康。

⑥ 选择瘦肉，吃鸡肉、鸭肉时去除外皮。吃烤肉时等油脂滴完再食用。

⑦ 尽量用低脂、脱脂奶制品。

⑧ 少吃奶油类食物，尽量不食用黄油或奶酪。

第六节
蛋白质的质与量

　　肉类是人体蛋白质的主要来源之一，含有大量的优质蛋白，与植物提供的蛋白质相比，动物蛋白更接近人体蛋白质，更容易被人体消化、吸收和利用，而且肉食中含必需氨基酸、维生素和微量元素也比较丰富。从蛋白质结构与人类接近程度及富含不饱和脂肪酸的角度看，鱼肉好于鸡、鸭、鹅肉，鸡、鸭、鹅肉又好于猪、牛、羊肉。但是，另一方面，肉食含热量及脂肪较多，过量食用对血脂和体重控制不利。所以，糖尿病患者要适量吃肉，一天食用100 ~ 150g就可以。最好是交替进食各种瘦肉（包括鱼及其他海产品，去皮的鸡肉、鸭肉，瘦的猪肉、牛肉、羊肉等）。同时，肾功能正常的糖尿病患者可用豆类制品替代部分肉类，如每天进食豆制品100g或豆腐200g，有条件时可每周进食三次鱼类。

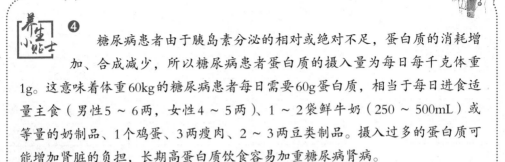

养生小贴士 ❹　　糖尿病患者由于胰岛素分泌的相对或绝对不足，蛋白质的消耗增加、合成减少，所以糖尿病患者蛋白质的摄入量为每日每千克体重1g。这意味着体重60kg的糖尿病患者每日需要60g蛋白质，相当于每日进食适量主食（男性5 ~ 6两，女性4 ~ 5两）、1 ~ 2袋鲜牛奶（250 ~ 500mL）或等量的奶制品、1个鸡蛋、3两瘦肉、2 ~ 3两豆类制品。摄入过多的蛋白质可能增加肾脏的负担，长期高蛋白质饮食容易加重糖尿病肾病。

　　注意：需要注意含蛋白质食物的质、量，没有纯蛋白质的食物，肉类（猪、牛、羊）中还含有10% ～ 15% 的脂肪，就是最瘦的肉也含有脂肪。选择肉类食物要选择最瘦的部分；奶制品要选择去脂的或低脂的牛奶或其他奶制品。鱼类及虾、蟹等水产品是营养价值较高的优质食品，易于消化吸收，是小孩和老年人的最佳补品。鱼类的蛋白质含量为15% ～ 20%，其中必需氨基酸与畜类近似，蛋白质消化率可达87% ～ 98%；脂肪含量在1% ～ 3%，多数是不饱和脂肪酸，常呈液态，很容易被吸收，脂肪的消化率可达98% 左右。蛋类的营养价值较高，蛋黄中维生素和矿物质含量丰富，且种类较为齐全，所含卵磷脂具有降低血胆固醇的作用。但蛋黄中的胆固醇含量较高，不宜过多食用，正常成人每天可吃1个鸡蛋。血胆固醇偏高的患者每天可吃1个鸡蛋白，每周可吃2 ～ 3个整鸡蛋。牛奶含有蛋白质、糖类和脂肪等多种营养成分，特别是含钙很丰富，经常饮用能够预防骨质疏松症。由于牛奶中的脂肪是饱和脂肪酸，每100mL中含3g脂肪，过多地摄入饱和脂肪酸与心血管疾病有密切关系，因此，糖尿病患者最好选用低脂牛奶及奶制品。每天用量以300 ～ 500mL为宜。黄豆及豆制品蛋白也是优质蛋白质，黄豆及豆制品中所含的大豆异黄酮是一种植物雌激素，植物雌激素具有减少血液中胆固醇含量，降低心血管疾病发生、抗癌、防治骨质疏松等作用。豆浆中蛋白质含量与牛奶相当，且易于消化吸收，其饱和脂肪酸和碳水化合物含量低于牛奶，也不含胆固醇，适合于老年人及心血管疾病患者饮用。但豆浆中钙和维生素C含量远远低于牛奶，锌、硒、维生素A、维生素B_2含量也比牛奶低，它们在营养上各有特点，二者最好每天都饮用。

选择优质蛋白质的方法如下。

① 每周吃2 ～ 3次鱼。

② 去皮的鸡肉是优质蛋白的良好来源。

③ 适量选择低脂肪肉类（鱼肉、鸡肉、瘦猪肉和瘦牛羊肉），每日100 ～ 150g（2 ～ 3两）。

④ 每日食用1个鸡蛋。

⑤ 每日摄入适量的豆制品，25g 大豆蛋白相当于半块豆腐，每天吃50 ～ 100g豆制品即可预防心血管病。

⑥ 每日饮鲜牛奶300mL或相当于300mL鲜牛奶的奶制品。

⑦ 吃少量坚果类食物，它们也是蛋白质的良好来源。

第七节
蔬菜水果怎么吃

　　蔬菜是维生素、矿物质、膳食纤维等的重要来源，可减缓餐后血糖吸收的速度，每天摄入应不少于1斤（1斤＝500g）。新鲜蔬菜特别是深色蔬菜和水果可提供丰富的维生素、矿物质和膳食纤维。可适当多吃西红柿、黄瓜等用作充饥食品；多吃些海藻类、魔芋、香菇、木耳、大蒜等食物有降胆固醇作用。

小知识❷　　颜色可以作为蔬菜与水果中营养素和其他化学物质丰富的表现之一。深色蔬菜指深绿色、红色、橘红色和紫红色蔬菜，具有营养优势，富含β-胡萝卜素，是维生素A的主要来源，深色蔬菜如菠菜、油菜。橘红色蔬菜如胡萝卜、西红柿。紫色蔬菜如紫甘蓝、红苋菜等。深色蔬菜中含有的黄酮类化合物具有控制餐后血糖升高的作用，因为这类化合物能够抑制肠道糖苷酶的活性，减慢多糖、双糖水解为葡萄糖，从而延缓血糖的上升。菌藻类食物包括蘑菇、香菇、酵母、银耳、木耳、海带、紫菜、发菜、海藻等，是对人体有益的活菌体或藻体，味道鲜美，营养丰富，含有丰富的能量、蛋白质和碳水化合物，并含有钙、铁、钾、碘、硒等无机盐和丰富的B族维生素。冬瓜、黄瓜、南瓜、丝瓜等可以补充水溶性维生素C和B族维生素，能确保机体保持正常新陈代谢的需要。瓜类蔬菜都具有高钾低钠的特点，有降低血压、保护血管的作用。

　　正餐时控制餐后血糖的方法：进餐顺序为先吃蔬菜，后喝汤，然后再吃鱼、肉、鸡蛋和主食。

　　控制体重初期，减轻饥饿感的方法如下。

　　① 多吃低能量、高纤维的食品，如黄瓜、大白菜、豆芽、菠菜、冬瓜、南瓜以及海藻类、蘑菇类、豆腐等。

② 多用粗粮代替细粮，如糙米、黑米、荞麦面、玉米面制成的馒头、面条等。

③ 每次进餐前先吃一碗蔬菜，以增加饱腹感，然后再进正餐。

⑤ **糖尿病患者怎样吃水果**

1.首先确定自己是否能吃水果

水果中含有很多微量营养素，如镁、铬、锰等对提高体内胰岛素活性有利。但是水果也含有碳水化合物，例如果糖和葡萄糖，这些糖类消化、吸收较快，升高血糖的作用比复合碳水化合物如粮食要快，所以糖尿病患者需要根据自己的血糖情况确定自己是否适合吃水果。血糖控制不好的患者指：①餐后血糖在11.1mmol/L以上；②糖化血红蛋白大于6.5%；③血糖不稳定时，不建议食用水果，但可以用西红柿、黄瓜等来代替水果。西红柿和黄瓜含糖量低，每100g的糖含量在5g以下，西红柿含糖2.2%，黄瓜含糖1.6%，可以从中获取维生素C、胡萝卜素、纤维素、矿物质等，对健康很有益处。

2.吃多少水果适宜

当血糖控制较好时，可限量吃水果，水果每天不超过200g，宜在两餐中间吃。进餐后马上食用水果的原因在于一餐集中摄入大量碳水化合物会增加餐后血糖的升高。

3.选择哪种水果

不同的水果含糖量不同。在选择水果时，原则上优先选择含糖量较低或甜度不高的食物，含糖量高的水果（指含糖量在14%以上的水果）最好不吃。糖尿病患者一天可以食用水果3～4两，但是落实到具体某种水果可以食用的量时，可以参考食品交换表，如食用葡萄200g（4两），换成草莓时，则可以食用约300g（6两）。水果、干果含糖量见表4-7。也可参考食物的血糖指数表进行选择。糖尿病患者不应饮用含糖饮料及碳酸饮料，如果汁、加糖咖啡、汽水、可乐等。食用水果前后要自我监测血糖或尿糖，根据血糖或尿糖变化调整。

表4-7　水果、干果含糖量

类别	果名	含糖量/%
水果	西瓜、白兰瓜、草莓、枇杷	4～7
	鸭梨、柠檬、鲜椰子肉、李子、樱桃、哈密瓜、葡萄、桃、菠萝	8～9
	香果、苹果、杏、无花果、橙、柚、鲜荔枝	9～13
	柿子、鲜桂圆、香蕉、沙果、杨梅、石榴、甘蔗汁	14～19
	鲜枣、红果、海棠	20～25
干果	荔枝干、杏干、柿干、桂圆干、枣干、蜜枣、葡萄干	50～80
	葵花子、核桃	10～15
	西瓜子、花生米	16～25
	栗子	40～45

小知识 ❸　　新鲜水果中含有丰富的维生素和矿物质，这些都是维持生命所不可缺少的物质，对维持正常生理功能、调节体液渗透压和酸碱度起重要作用，又是机体许多酶的组成部分。有人认为水果中含有的镁元素可改善胰岛素抵抗的2型糖尿病患者对胰岛素的反应性，铬和锰对提高体内胰岛素活性有很好的帮助作用。在控制碳水化合物摄入总量的前提下，选择碳水化合物含量较低的水果作为加餐，有助于减轻胰腺的负担。水果还含有大量的膳食纤维，它们是必不可少的营养素。患糖尿病后由于对糖的利用发生障碍，所以应该选择吃一些含糖量比较低、维生素和膳食纤维比较高的水果，它们既能提供必需的维生素、膳食纤维，又不致使血糖快速升高。

第八节

水的补充也很重要

糖尿病患者主要临床症状是三多一少，即多饮、多食、多尿、体重减轻。糖尿病的治疗原则中控制饮食是其中重要的一部分，有部分糖尿病患者想当然地理解成水也需要控制，控制饮水量，尿量减少，症状减轻，病情自然有所好转，这样的理解是完全错误的。

一、糖尿病患者缺水原因

糖尿病患者多饮与多尿有直接关系，但并非"喝得太多不得不尿"，而是"尿得太多不得不喝"。糖尿病患者长期血糖升高，而高血糖对身体损害很大，人体自我保护通过增加排尿排出多余糖分，这就使高血糖患者尿量明显增多，尿量增加使身体内水分大量损失，发生细胞内脱水，因此大部分糖尿病患者有着不同程度的脱水现象。身体在脱水情况下，通过生理反射就会感到口渴，只有通过饮水来补充丧失的水分，也就形成多饮现象。还有部分中老年患者在长期高血糖状态下，口渴中枢反应不敏感，口渴症状并不明显，但体内脱水现象已经存在，同样需要大量补充水分。糖尿病患者多饮水，不仅是解决口渴问题，更主要是预防身体脱水，有利于体内代谢物质的排泄，预防糖尿病并发症的发生。

二、糖尿病患者缺水的危害

水是生命之源，没有水就没有生命。水是人体成分中含量最多的部分，并且容量和分布都有着严格的要求，在体内构成细胞和体液的重要组成部分，具有参与新陈代谢、排出有毒有害物质、运输营养物质、调节体温、润滑等作用。以一个成人为例，人的体液占体重的55%～60%，细胞内液占体重的40%～45%，细胞外液占体重的15%，机体缺水时细胞内液和细胞外液的比例会发生改变，难以维持细胞正常渗透压，细胞功能也随之出现障碍，从而引起各种疾病。糖尿病患者体内处于长期缺水状态时，可诱发和加重糖尿病各种并发症：尿量减少，体内代谢毒性物质排泄减慢，会引发或加重糖尿病酮症酸中毒的发生；血液浓缩，血糖增高，严重时可发生高渗性糖尿病昏迷；机体极度缺水会使血液循环减慢，血液黏稠度增加，极容易形成血栓，阻塞血管，大大增加发生心脑血管疾病的危险性；极度缺水还会引起血压下降甚至休克；细胞内缺水特别是脑细胞缺水会引起嗜睡、昏迷甚至死亡；脱水还会加重微血管病变，损伤神经纤维，促进糖尿病神经病变的发生及恶化。因此水虽然不会对血糖产生直接影响，但对糖尿病患者的健康具有重要意义。

三、如何科学补充水

理解了水对于糖尿病患者的健康生活至关重要，那么每天摄入多少水才算合理，又如何用科学方式饮水呢？

1. 每日应喝多少水

人体每天所需要液体总的摄入量应与排出量达到平衡，一般情况下糖尿病患者饮水总量每天为1500 ~ 2000mL。但特殊情况下排出量明显增加，必须相应增加饮水量，如处在炎热、干燥的气候环境下，较强的运动强度和体力劳动，出汗较多，伴有发热、呕吐、腹泻等症状时。

2. 不口渴时也喝水

糖尿病患者体内缺水达到一定程度才会出现口渴症状，并且口渴中枢在受到长期刺激后，对体内缺水的敏感度下降，常常体内缺水也不会有口渴的感觉。在没有明显缺水感受的情况下，身体已经存在一定的脱水或缺水现象，当口渴时可能糖尿病患者已经处在严重缺水状况中。出现口渴后马上大量饮水，机体缺水状况不可能迅速得到改善，反而会加重胃的负担，对身体造成损害。所以应及时饮水，在口渴之前主动饮水，不要等到机体陷入严重缺水状况再去补充水分。

3. 少量多次主动饮

针对糖尿病患者，除了保障每日饮水总量外，喝水时间和方法也很重要，应该养成定时饮水、不渴也饮的好习惯。全天饮水量可分成多次饮用，让饮水和吃饭一样形成规律。全天8 ~ 10杯水（200mL杯子），每次200mL左右。晨起饮1 ~ 2杯水，睡前1h 1杯水，其他在一天内尽量均匀、多次、主动饮用完成。少量多次的饮水方式简便、有益，在预防机体缺水、促进消化、降低血液黏稠度、增加循环血容量以及冲洗泌尿道、预防结石等方面有很好的作用。

4.喝水最佳白开水

《中国居民膳食指南（2016）》明确指出"人体补充水分的最好方式是饮用白开水"。白开水是最符合人体需要的饮用水，自来水经煮沸后饮用，既杀死了细菌等微生物，同时也改变了自来水中的硬度，适当地保留了部分矿物质，所以饮用纯净的白开水方便、安全、经济，而且最解渴，是满足糖尿病患者健康饮水的首选。白开水温凉适宜，能很好地补充身体水分，促进机体新陈代谢，增加机体免疫力，同时也符合国人的饮水习惯。但也需注意水质安全，选用合格的自来水，未经煮沸的水不要饮用，隔夜水以及反复煮沸的水不要饮用。长期习惯饮用过烫的水或冰水也不可取。过浓的茶、咖啡有一定的利尿作用，大量饮用会过多带走身体水分。牛奶、豆浆虽然营养丰富，作为水分补充会导致能量过剩，从而影响饮食控制。

第九节

糖友合并高血脂怎么吃

一、高血糖为何常伴高血脂

我们通常把高血糖、高血脂、高血压统称为"三高"，是目前威胁人类健康的重要危险要素，对"三高"的预防和治疗已经得到全社会的高度重视。为什么高血糖、高血脂常常结伴出现？胰岛素的抵抗和缺乏不仅能引起血糖异常，同时会导致血脂异常。胰岛素是吸收、利用营养物质的主要激素，对三大营养素碳水化合物、蛋白质、脂肪的代谢都起着重要的作用。当机体内胰岛素水平偏低时，促使肝脏合成的甘油三酯和胆固醇增加，而分解血脂的能力却减退，引起脂质代谢紊乱。多数糖尿病患者都可能合并高血脂，高血脂给糖尿病患者带来的危害是不容忽视的问题。

二、糖尿病合并高血脂的危害

高血脂使大量脂类物质蛋白沉积在血浆中，随血液移动，不但降低了血流速度，并通过氧化酸败作用长期黏附在血管壁上，损害动脉血管内皮，形成动脉血管粥样硬化。当机体由于长期高脂血症形成动脉粥样硬化后，直接累及冠状动脉，使冠状动脉腔内变窄，血流量减少，心肌缺血，导致心绞痛、冠心病的发生。长期高血脂使机体动脉粥样硬化，激活血管紧张素转化酶，诱使肾上腺分泌升压素，导致高血压。机体处于高血压状态时，血管常常发生痉挛。动脉粥样硬化使动脉内皮受损，导致血管破裂、栓塞，形成出血性脑卒中、脑血栓和脑栓塞。控制好血糖也同时控制血脂，可避免糖尿病并发症的发生。

三、糖友合并高血脂该如何吃

糖尿病和高脂血症治疗原则中，饮食因素都占有十分重要的位置。流行病学调查的结果表明，发达国家的糖尿病、高脂血症发病率明显高于发展中国家。物质水平大大提高的今天明显高于物资匮乏的年代，因此，合理的饮食控制在糖尿病和高脂血症的防治中具有十分重要的意义。

1.控制总的摄入量

每日进食总量不宜过多，以七八分饱为基本原则。吃得太多，多余能量不仅影响血糖水平，还导致肥胖、高血脂等问题。提倡合理膳食、营养均衡，养成少荤多素、粗细搭配、清淡少油、一日三餐的习惯。糖尿病合并高血脂并非主食越少越好，需要控制的是总的摄入量，也就是每天吃的所有食物所产生的总能量。每日主食量适当控制，不应少于200 ~ 250g，其中包括将近一半的全谷类、杂豆类和薯类等粗粮，这些食物替代部分精细粮食，具有饱腹感、控制血糖、降低血脂的作用。体重需保持在正常范围，对超重和肥胖者应在医生和营养师指导下逐步减轻体重，最好以每月减重1 ~ 2kg为宜。

2.适量补充蛋白质

蛋白质是人体不可缺少的营养素，摄入量为每日每标准千克体重1g，每日摄入胆固醇不超过300mg。大量的蛋白质需要肉、蛋、奶、豆制品来提供。合理控制摄入量，选择低脂肪、低胆固醇为原则。每日一个整鸡蛋，虽然蛋黄含有很高的胆固醇，因其含有丰富维生素、矿物质和卵磷脂，建议每日一个整鸡蛋利大于弊；牛奶250 ~ 500mL，可选用酸奶或低脂奶，奶类中丰富的钙质不容忽视；肉类100 ~ 150g，选择畜类瘦肉（猪、牛、羊）、去皮的禽类瘦肉（鸡、鸭）以及鱼虾类，多选鸡、鸭、鱼等白色的肉，尤其鱼肉蛋白质含量丰富，脂肪含量低，多为不饱和脂肪酸。每日100g豆制品，可以补充蛋白质的不足，同时降低胆固醇，预防动脉粥样硬化。对于胆固醇含量较高的动物内脏以及海产品中贝类、软体类食物，尽量做到不吃或少吃。

3.控制脂肪的摄入量

合理选择烹调用油,全天用量20 ~ 25g。不吃动物油,少用植物油。动物脂肪如肥肉、板油含有大量饱和脂肪酸,可升高甘油三酯和胆固醇,增加血液黏稠度,应避免食用。可适当提高单不饱和脂肪酸的比例,单不饱和脂肪酸有降低胆固醇、甘油三酯的作用,有利于降低心血管疾病的风险。多不饱和脂肪酸多存在于大豆油、玉米油、花生油中;单不饱和脂肪酸多存在于橄榄油、茶油、棕榈油中。按不饱和脂肪酸构成不同交替用油,是最佳的用油选择。

制作方法要避免油炸、油煎制作食物,多选用煮、炖、汆、蒸、拌、卤等少油的做法。改变食物烹饪需过油的传统习惯,选择其他调味品替代油脂,达到既美味、又健康的效果。

注意避免黄油、乳酪制品等以及来自加工食品的反式脂肪酸(如人造黄油、奶油、咖啡伴侣等)。坚果中的脂肪也不可忽视,应少量食用,每日不超15g。

4.多食蔬果类食物

蔬菜是维生素、矿物质、膳食纤维的重要来源,可减缓甘油三酯和胆固醇的吸收,促进其排泄。每日应不少于500g新鲜蔬菜。叶类、瓜类蔬菜配合食用,不同颜色蔬菜交换食用,注意增加深色和绿叶蔬菜的比例。多食菌藻类食物,如香菇、木耳、海带、紫菜、银耳、海藻等,它们不仅味道鲜美、营养丰富,还具有很好的降脂作用。

水果的营养作用也是不可忽视的,在血糖平稳的前提下,可在两餐间食用水果,每日100 ~ 200g升糖指数＜55的水果,可分2 ~ 3次食用。

5.坚持不懈运动

坚持运动不但能增加身体能量消耗,而且可以增强机体代谢,提高机体某些脂代谢酶的活性,有利于甘油三酯的运输和分解。坚持每周至少5次、每次30min以上的中等强度的运动,如快走、慢跑、游泳、爬山、打球、骑自行车等。开始运动时需量力而行,循序渐进,采取适合自己的运动方式和时间,关键是长期坚持,才可有效控制血糖、血脂,达到强身健体的作用。

6.戒烟少酒很重要

吸烟、酗酒对于糖尿病患者有百害而无一利。酒精产热量高,扰乱饮食控制计划,不利于血糖控制,容易诱发肥胖。吸烟更可诱发冠心病。长期吸烟、大量饮酒导致血脂代谢紊乱,损伤脏器功能,可增加糖尿病并发症的发生和发展。因此戒烟、戒酒对于糖尿病高血脂患者尤为重要。

糖友合并痛风怎么吃

一、什么是痛风

痛风是嘌呤代谢紊乱所导致的代谢性疾病，与遗传因素有关，常与糖尿病、高血脂、高血压、肥胖等其他代谢性疾病相伴而行。尿酸是嘌呤的代谢产物，血液中长期高浓度的尿酸是痛风发生的关键因素。高尿酸血症，可导致尿酸盐结晶（痛风石）堆积在结缔组织、关节腔内以及肾脏中，引起关节炎症反复发作并伴有剧烈疼痛、关节强直或畸形、肾结石、肾功能损伤甚至肾衰竭。

二、痛风与吃有密切关系

随着近年来生活水平提高，饮食结构的改变，糖尿病和肥胖人群的增多，痛风的发病率在我国呈逐年上升的趋势，已成为中老年人的常见病，并向年轻化发展。身体中的尿酸80%由体内核酸代谢生产，20%的尿酸是从富含嘌呤的食物中分解而来。长期的高嘌呤饮食会加剧尿酸在体内聚集，同时肾脏排泄减少，导致血中尿酸持续增高，形成高尿酸血症，继而引发痛风。饮酒或暴食肉类及海鲜类食物往往会诱发痛风急性发作，因此痛风与吃有着密切的关系。长期坚持对高嘌呤食物进行限制，对控制高尿酸血症、预防痛风的发生有着重要的意义。

三、糖友合并痛风怎样吃

无论治疗糖尿病还是痛风，饮食治疗都是其他治疗方法不可替代的一个重要手段，合理地饮食干预能有效地控制血糖，减少外源性尿酸来源，促进体内尿酸排泄，有效缓解病情发展。

1.严格限制高嘌呤食物

糖尿病高嘌呤血症患者，无论有无痛风发生都应合理限制膳食中嘌呤摄入量并长期坚持。痛风急性发作时，严格控制嘌呤摄入，每日应低于150mg，只选择低嘌呤食物（如牛奶、蛋类、谷类、大部分蔬菜等）。缓解期对嘌呤摄入可适度放宽，长期严格低嘌呤饮食会造成患者营养不均衡，生活质量降低，不利于长期坚持，也不利于血糖控制。缓解期除了选择低嘌呤食物外，可适量选择中等嘌呤食物（如鸡肉、猪肉、羊肉、牛肉、鲤鱼、粗粮、菜花、四季豆等）。无论急性期、缓解期都禁用高嘌呤食物（如动物内脏、浓肉汤、鱼子、沙丁鱼、凤尾鱼等）。

2. 限制总热量

糖尿病合并痛风患者往往伴有超重和肥胖。体重达标可以有效预防痛风的发生。控制全天食物总的摄入量，热量每日供给量25 ~ 30kcal/kg，维持体重在正常范围，无论对于控制血糖、血尿酸都有益处。减肥过程中，在控制热量的同时配合有氧运动，循序渐进，切忌减得太快，以每周减少0.5kg为宜。

米面等细粮作为痛风患者主食的主要选择，可提供热量、补充蛋白质、促进尿酸排出。缓解期应适当增加粗粮比例，以保障血糖在正常水平。

3. 限制脂肪

脂肪可减少尿酸排出，引起肥胖，因此烹调用油宜控制在20 ~ 25g/d，忌用动物脂肪及制品，肉类选用去皮、去脂肪的瘦肉部分，少选"红肉"。选用植物油，不用动物油，采用少油的烹调方法，如汆、煮、炖、拌、煮等。花生、瓜子、核桃等坚果类，脂肪含量高，不宜多食，每天不超过15g。

4. 限制蛋白质

高蛋白食物多富含嘌呤物质，故应在保证机体基本代谢需要的基础上，适当控制高蛋白食物。急性期主要依靠牛奶、蛋类以及谷类等低嘌呤食物补充机体所需蛋白质。缓解期可增加少量中等嘌呤含量食物如禽类、鱼类、畜类等瘦肉。因嘌呤易溶于汤中，可将瘦肉类食物水煮后弃汤食用。全天肉类总量不超过100g，可少量食用豆浆、豆腐等豆制品。

5. 多食蔬菜，适量摄入水果

蔬菜提供丰富的维生素、矿物质、膳食纤维，有助于尿酸的排出，并且体积大、热量低，可防止饥饿，增加饱腹感，有降低血糖、控制体重的作用。每天500g新鲜蔬菜，注意尽量避免或减少食用含嘌呤丰富的蔬菜，如菌类、豆角、菜花、菠菜等。根据血糖情况适量食用升糖指数＜55的水果，如白兰瓜、草莓等。

在血糖稳定的情况下，每日补充100 ~ 200g低糖水果，宜在两餐中间食用。

6.尽量多饮水

大量饮水可增加血液循环，降低血液黏稠度，稀释尿液，促进尿酸排出，防止结石形成。睡前或半夜饮水，可防止夜尿浓缩。每天摄入水量可以达到2000 ~ 3000mL，也可适当饮用碱性的苏打水。

7.限饮酒

大量饮酒可导致酒精损伤肝脏，嘌呤代谢增加可使体内血尿酸增高，酒精还造成血液有机酸浓度升高，阻碍尿酸排泄，诱发痛风发作。啤酒本身还含有较多的嘌呤物质，因此痛风患者应严格控制酒量，最好戒酒。

四、食物嘌呤含量及食物选择

Ⅰ类即低嘌呤食物（嘌呤含量30mg/100g）：各种精制谷类如精白米、白面、奶类、奶酪、蛋类、海参、蔬菜（除第Ⅱ类食物中的蔬菜），可选用如西葫芦、黄瓜、苦瓜、胡萝卜等。

Ⅱ类即中等嘌呤食物（嘌呤含量75 ~ 150mg/100g）：如猪肉、牛肉、羊肉、鸡肉、鸭、鸽子、鳝鱼、鲑鱼、鳕鱼、鲤鱼、草鱼、鳗鱼、大比目鱼、黑鲳鱼、螃蟹、龙虾等。此外还有豆类（如黄豆、豌豆、红豆、绿豆、黑豆、花豆、青豆等）、粗粮，蔬菜包括菠菜、扁豆、芦笋、蘑菇、菜花、韭菜等。

Ⅲ类即高嘌呤食物（嘌呤含量150 ~ 1000mg/100g）：如猪肝、牛肝、牛肾、猪小肠、脑、白带鱼、白鲇鱼、沙丁鱼、凤尾鱼、鲢鱼、鲱鱼、鲭鱼、小鱼干、牡蛎、蛤蜊、各种浓肉汤、火锅汤、酵母粉等。

第十一节
糖友合并冠心病怎么吃

一、帮你了解冠心病

冠心病又称冠状动脉粥样硬化性心脏病，是指心脏的冠状动脉管壁内有大量脂质类物质沉积形成的一种病理变化。冠状动脉发生严重粥样硬化或痉挛，使冠状动脉狭窄或阻塞以及血栓形成，造成管腔闭塞，导致心肌缺血、缺氧或梗死。根据世界卫生组织统计，心脑血管疾病是危害人类生命和健康的第一杀手。高血糖更易引发冠心病，70%以上的糖尿病患者会并发冠心病，并且其冠状动脉病变比非糖尿病患者范围更广泛、更严重。高血糖合并冠心病犹如火上浇油，从多条途径对患者的心脏产生不利影响，加重病情，增加死亡率。因此，糖尿病患者合并冠心病发生心血管意外的风险要明显高于单纯糖尿病或者单纯冠心病的患者。

二、饮食干预的重要性

造成糖尿病合并冠心病的最主要的诱发因素就是不良的饮食和生活习惯，防治冠心病主要就是要防治高血糖、高血压、高固醇血症以及控制肥胖，以上诸多因素无一不与日常饮食有关，长期科学饮食有助于把血糖、血压、血脂以及体重控制在合理范围，从而减少相关的血管损伤，延缓冠状动脉粥样硬化病变的进程，减少合并症的发生，大大降低心血管意外的可能。防治糖尿病的"五驾马车"中饮食治疗占重要部分，饮食干预同样也是预防、治疗糖尿病合并冠心病的重要措施。

三、糖友合并冠心病该如何吃

1.少吃多动，维持正常体重

能量摄入过多，活动量不足，摄入大于消耗，容易导致肥胖、高血脂、高血压等一系列代谢问题。养成好的饮食习惯，七八分饱即可，不过饥过饱，不暴饮暴食，一日三餐均衡营养，经常观察自己的体重及腰围，努力保持正常水平。

坚持每天30min以上的适量运动，根据自身状况制定运动强度和时间，对于控制体重、增加胰岛素的敏感度、预防动脉粥样硬化有很好的积极作用。

2.控制脂肪与胆固醇的摄入

饱和脂肪酸和胆固醇摄入过量是导致高血脂的主要膳食因素，膳食中饱和脂肪酸、多不饱和脂肪酸、单不饱和脂肪酸之比最好为1：1：1，每日胆固醇摄入量控制在300mg以下。饱和脂肪酸和胆固醇主要来源于动物性食物如动物脂肪（如肥肉、黄油等）、动物内脏（如脑、肝脏、鱼子、蟹黄等）、贝壳类（如蚌壳、螺蛳等）和软体类（如鱿鱼、墨鱼等），尽量不吃或少吃这类食物，同时避免来自加工食品的反式脂肪酸（如人造黄油、奶油、咖啡伴侣等），蛋黄虽然含有较高的胆固醇，因其富含其他丰富的营养物质，每日一个整鸡蛋对身体利大于弊。

选择相对低脂、低胆固醇的肉类食物，尽量选择瘦肉类，去皮去油。鱼肉和禽类肉因颜色为白色，统称为白肉，这类肉脂肪含量低，特别是鱼肉多含有不饱和脂肪酸，可适当多选。全天肉类总量以不超过100 ~ 150g为宜。

牛奶虽然含有饱和脂肪酸，但同时具有丰富的优质蛋白质和钙质，可选择每天250mL，也可用酸奶或低脂奶替代。

烹调方法多采用煮、蒸、汆、炖、烩等少油的方法，全天用油量20 ~ 25g。不用动物油，少用植物油，多不饱和脂肪酸多存在于大豆油、玉米油、花生油，单不饱和脂肪酸多存在于橄榄油、茶油、棕榈油。按不饱和脂肪酸构成不同交替用油，是最佳用油选择。

3.主食选择粗细搭配

糖尿病合并冠心病患者，食物摄入不宜过多，需要维持正常血糖和体重，三餐主食需要合理定量，不宜太多，也不可不吃，每日最少200 ~ 250g，三餐主食比例为1/3、1/3、1/3或1/5、2/5、2/5，粗细搭配是必要原则，粗粮富含较多的膳食纤维，可缩短食物通过小肠的时间，减少碳水化合物和胆固醇的吸收，降低血糖和血中胆固醇的水平。粗粮包括全谷类、杂豆类和薯类，如燕麦、荞麦、玉米、小米、绿豆、红豆、土豆、红薯、山药等，每天粗细粮配比，粗粮不超过一半较为合理。

4.豆制品天天吃

豆制品富含丰富的优质蛋白质和钙质，并且大豆中含有的大豆异黄酮、植物固醇等物质具有防止骨质疏松、降低血浆胆固醇浓度、预防心血管疾病等作用，每天50 ~ 100g的大豆制品可提供优质蛋白，补充肉类不足。

5.丰富的蔬菜及适量的水果

蔬菜及水果富含丰富的维生素、矿物质，可补充机体所需要的营养物质，所含大量膳食纤维能够延缓餐后血糖吸收速度，吸附胆固醇促进其排泄，具有降糖、降脂、保护心血管的作用。每日不少于500g新鲜蔬菜，叶类、瓜类蔬菜配合食用，不同颜色蔬菜交换食用，注意增加深色和绿色蔬菜的比例。水果在血糖控制平稳的情况下，两餐中间适当补充100 ~ 200g升糖指数＜55的水果，可分

2～3次食用。

6.减少食物中盐的摄入

每人每天盐的摄入量应控制在3g，注意不吃含盐高的加工食品，如咸菜、豆酱、腌肉、香肠等。高盐饮食容易引起血压升高，不利于冠心病的病情发展。

7.戒烟、少酒、饮淡茶

经常吸烟、酗酒往往成为脂代谢紊乱的诱因，可促进肝胆固醇的合成，引起血浆胆固醇及甘油三酯的浓度增高，是导致冠心病的因素之一。茶水可以利尿，茶中茶碱、鞣酸具有吸附脂肪和收敛作用，可减少脂肪吸收。较浓的茶内咖啡因含量过多，对中枢神经有明显的兴奋作用，过量易引起血压升高、心跳加快，对心脏不利。

第十二节

糖友合并肥胖怎么吃

一、减肥对糖友的重要性

现代人越来越意识到肥胖不仅仅是影响美观的问题，更会带来一系列与肥胖有关的疾病，如糖尿病、高血压、冠心病、高尿酸血症、脑卒中甚至癌症，长期危害着人体的健康。肥胖与糖尿病有着千丝万缕的联系，体内脂肪增多，特别是腹部脂肪堆积，引起胰岛素抵抗，胰岛功能受损，最终导致餐后血糖升高，增加糖尿病的发生。血糖升高，引起脂肪代谢紊乱，又可能加重肥胖的程度，肥胖与糖尿病相互形成恶性循环。糖尿病初期，通过控制饮食、加强锻炼等手段减轻体重，甚至不用药物就能很好地控制血糖水平。即使糖尿病到了中晚期，减轻体重使体重达标，也能辅助药物控制好血糖，提高降糖药的效果，有效地控制用药量。因此预防、控制肥胖是防治糖尿病的重要环节。

二、判断是否肥胖的标准

人到底胖与不胖，直观感受、主观臆断都不能准确评判。对体重正确评估需要有一套科学、客观的诊断标准，才能对健康和疾病产生影响。

1.理想体重法

理想体重又称为标准体重，反映人群中当体重维持在这个数值时，疾病发生率低，健康指数高。我国目前计算成人理想体重的方法常用以下两种。

（1）理想体重法

理想体重（kg）＝身高（cm）−105。体重处于正负10%均为正常；如果超10%为超重，超20%为肥胖；比正常范围低限轻10%为偏轻，轻20%为消瘦。

（2）体重指数法（BMI）

BMI＝体重（kg）/身高^2（m^2）。18.5 ~ 23.9均为正常；24 ~ 27.9为超重；≥28为肥胖；＜18.5为消瘦。

2.腰臀比法

腰臀比＝腰围（cm）/臀围（cm）。

成年男性：腰围＞90cm，或腰臀比＞0.9，为中心性肥胖。

成年女性：腰围＞80cm，或腰臀比＞0.8，为中心性肥胖。

腰围测量方法：站立，用软尺在肋下与髂前上脊连线中点处绕腹部一周。

臀围测量方法：站立，用软尺在臀部最突出处绕臀部一周。

三、糖友合并肥胖怎么吃

1.低热量饮食、少量多餐

肥胖究其根本是摄入量大于消耗量。减少摄入、控制总热量是减重的关键。成人糖尿病每日热量如表4-1所示。

一天所需要得到的总热量＝理想体重（kg）× 每千克理想体重所需的热。

举例说明：某女，36岁，体重80kg，身高165cm，轻体力劳动强度，糖尿病患者，计算一天需要的总能量。

① 首先计算理想体重=165−105=60kg。

② 计算BMI=80÷1.65^2=29.4（肥胖体型）。

③ 查表4-1，每日能量供给量为20kcal/kg（理想体重）。

④ 计算总热量：20kcal/kg（理想体重）×60kg=1200kcal。

但也不能无节制地限制能量，一般成年男性每天能量不低于1500kcal，成年女性每日能量不低于1200kcal。

减肥过程中饥饿感较强，难以忍受，可将每日总的食物分为4～6次食用，正餐省下部分食物在餐间食用，细嚼慢咽，使食物与唾液充分混合，不但可使营养素的消化吸收率提高，而且还可以增加饱腹感，有利于缓解饥饿，对控制血糖也有益处。但需注意的是，无论一日餐次多少，全天总入量不可增加。科学减肥一定注意循序渐进，不急于求成，制订好饮食、运动计划，长期坚持才能取得好的效果。

2.适量主食、粗细搭配

无论是糖尿病还是肥胖，都需要控制碳水化合物的摄入。但不吃主食或吃极少主食的减重方法是不可取的，虽减重快，但反弹也快，而且对身体有负面影响。长期极低碳水化合物饮食导致机体营养不均衡，甚至出现低血糖、高血脂，脂肪过多分解产生酮体，出现酮症等合并症。

主食最低200～250g，均匀分配到每餐食用。粗粮消化吸收慢，具有饱腹感，同时富含丰富的食物膳食纤维，可增加排泄，防止便秘。粗细粮搭配，每天达到一半粗粮、一半细粮，是理想的主食搭配，薯类食物含有较高的碳水化合物，摄入时应划分到主食粗粮范围计算。

3.清淡少油、注意烹调

脂肪所产生的热量在三大营养素中最高，低热量饮食一定需要低脂肪。肉类食物尽量选择去油去皮的瘦肉。鸡、鸭、鱼肉这类"白肉"相对于畜类瘦肉（也被称为"红肉"），脂肪含量低，热量低，可适量多选。豆制品含有丰富的蛋白质，营养丰富，消化吸收慢。每天增加部分豆制品，可以替代部分肉类，起到很好的降脂、减肥作用。

奶类尽量选择脱脂或低脂奶代替全脂牛奶。

烹调一定避免油炸、油煎的制作方式，选择少油的蒸、煮、汆、炖、拌、卤等方法。食用肉汤先撇去浮油再加工食用。全天烹调用油控制在10～20g。

4.多吃新鲜蔬菜

蔬菜体积大、热量低，富含大量粗纤维。减重过程中保持充足的蔬菜摄入，不仅补充营养，还能增加饱腹感。蔬菜可以不限量，这是低热量饮食能够坚持的保障。蔬菜应选择不同颜色、不同品种交替食用，尽量选择热拌的制作方法，西红柿、黄瓜、心里美萝卜等可选择生食，以减少烹调过程中食用油的用量。土豆、山药等含热量较高的蔬菜可以归到主食类计算。

5.大量饮水好处多

大量饮水能够补充机体水分，对身体有益，同时填充胃部，减慢食物的摄入与消化，也有助于减肥。

四、配合运动很重要

肥胖者在限制饮食的同时，坚持有效的有氧运动也很重要。单纯节食减重，减少的机体成分以瘦体组织为主。通过运动可有效减少脂肪组织，运动还能提高胰岛素的敏感度，对控制糖尿病、控制体重都有好处。依据个人情况制订运动计划，每天保证中等强度的体力活动30 ~ 60min，长期坚持，配合饮食控制，一定会得到满意的效果。

第十三节

糖友合并肾功能不全怎么吃

一、糖友为什么合并肾功能不全

糖尿病合并肾功能不全是一种继发性肾病。糖尿病可以引起全身微血管的病变。随着糖尿病病程发展，病情加重，累及肾脏出现肾小球硬化。尿蛋白增加，造成肾组织损害，引起肾功能不全甚至尿毒症。肾功能不全是糖尿病的严重并发症，也是糖尿病的主要死亡原因之一。

二、糖尿病肾病分期

糖尿病肾病起病隐匿，进展缓慢，一般临床分为五期。一期肾小球滤过率增高，尿蛋白正常，经胰岛素治疗部分患者可恢复正常；二期肾小球滤过率仍然高，肾小球慢慢出现结构改变；三期肾小球滤过率正常或升高，出现微量蛋白尿，血压轻度升高；四期肾小球滤过率开始下降，出现大量蛋白尿，血压升高，水肿；五期为肾功能衰竭终末期。

其中一期、二期时肾脏功能尚好，基本可以遵循糖尿病饮食治疗原则；三期为早期糖尿病肾病，需严格控制高血糖、高血压，逐步限制蛋白质摄入；四期、五期为临床糖尿病肾病，肾组织受到进行性破坏，有效肾单位越来越少，肾功能不全，必须严格遵循低蛋白饮食治疗原则进行干预。

三、肾功能不全饮食原则

1.限制蛋白质摄入

低蛋白饮食对于肾功能不全患者非常重要。限制蛋白质摄入，可减少蛋白质分解代谢物质的生成和蓄积，从而减轻肾脏负担，减少尿蛋白的排泄，缓解临床症状，延缓糖尿病合并肾功能不全的发展进程。因此低蛋白饮食是慢性肾功能不全患者重要的治疗手段。

低蛋白饮食要求膳食中蛋白质的供给量一般限制在每日0.8g/kg。随病情发展，饮食中蛋白限制需更加严格，每日0.6g/kg，并同时服用α-酮酸制剂。计算蛋白质摄入量=0.6 ～ 0.8g×标准千克体重+每天尿中丢失的蛋白质，成人每天限制蛋白在40 ～ 50g。

蛋白质是人体三大营养素之一。长期低蛋白饮食在保护肾脏功能的同时也影响到体内氨基酸的供给，特别是人体不能合成的必需氨基酸，那是机体不可缺少的重要营养物质。因此需要提高优质蛋白摄入量。优质蛋白质中必需氨基酸含量高，各种氨基酸的比率符合人体蛋白质氨基酸的比率，能提高机体利用率，包括畜类、禽类、鱼类、蛋类、牛奶等动物蛋白。大米、白米等主食中含有较多的非优质的植物蛋白，其生物利用率低，同时增加肾脏负担。因此尽量在有限的蛋白质食物中增加优质蛋白，使优质蛋白食物比例占50% ～ 70%，并每日均匀分配到三餐中，减轻肾脏负担，保障身体更好地吸收利用。

2.适量的热量摄入

糖尿病合并肾功不全患者，每日补充的热量需满足身体需求。低蛋白饮食容易造成热量供应不足，如果不能维持机体的正常生理代谢需要，将会消耗体内储存的蛋白质、脂肪来满足身体需求，其分解产物还会进一步影响肾功能。但也不可追求过高热量，否则不利于糖尿病的控制。每日热量宜30 ～ 35kcal/kg，肥胖者应适当减少总热量以使体重达标。

碳水化合物是低蛋白饮食中热量的主要来源，占机体总供量的50%～60%，全天需要200～300g的主食。传统主食在提供了丰富的碳水化合物的同时，也摄入了大量的植物蛋白。严格的低蛋白饮食中，主食采用高热量、低蛋白的淀粉类加工食品，替代部分大米、白面等传统主食，既满足热量需求，又减少植物蛋白摄入。可用玉米淀粉、红薯淀粉等加工制作成馒头、发糕、包子等。目前市面上有用小麦淀粉为原料加工制成的各类低蛋白主食成品，如大米、面条、饼干等。如100g低蛋白大米提供热量362kcal、脂肪1.1g、碳水化合物87.9g、蛋白质0.2g，是很好的主食替代品，极大地方便了需要进行低蛋白饮食治疗的患者食用。饮食中还可以增加土豆、山药、南瓜、藕粉、粉丝等低蛋白、高淀粉的食物，以补充总热量不足。

摄入较多的碳水化合物可能引起血糖超标，剩下的主食部分可选择一定比例升糖指数较低的食物，如燕麦、荞麦、玉米等。

适量的脂肪无论对于糖尿病以及肾病都是必要的。脂肪供给量占总热量的25%，以多不饱和脂肪酸为宜。适当增加单不饱和脂肪酸的比例，如大豆油和橄榄油交替使用。

3.坚持低盐饮食

肾功能不全患者往往伴随着高血压、水肿、少尿等合并症，低盐饮食能延缓合并症的发展。每日2～3g盐，禁食咸菜、酱菜、咸鸭蛋、腊肉等腌制食品，尽量少食加工好的熟食，选用蒸、煮、汆、炖等清淡的制作方法，使用酱油、豆酱时需要减少相应的盐量。

4.高钙低磷饮食

糖尿病合并肾功能不全会引起电解质紊乱，常引起血磷升高、血钙降低，膳食应该以提高钙含量、降低磷含量为原则。由于病情复杂，高钙食物同时也含有较高的磷含量，一般以低磷饮食为主，钙质可以通过药物进行补充，低蛋白饮食本身就能达到低磷的目的。

5.丰富的高纤维素食物

膳食纤维每天摄入30～40g。膳食纤维刺激肠道蠕动，有利于毒素排出，维持血糖、血脂在正常水平。粗粮、蔬菜、水果都提供丰富的膳食纤维，建议每天500g蔬菜、水果100～200g，并注意选择生糖指数较低的品种。

6. 控制血钾浓度

　　糖尿病合并肾功能不全随病情发展常伴高血钾的出现，偶尔也会有低血钾现象，需依据化验结果选择含钾的食物。高钾食物包括菌类、西红柿、土豆、绿叶菜、豆类、坚果类、香蕉、橘子、果汁、菜汁等。低钾食物包括瓜类菜、苹果、梨等。高血钾时适当限制含钾高的食物，绿叶菜可焯水后食用，每日钾的摄入量应低于1500mg。低血钾时应及时补充高钾食物。

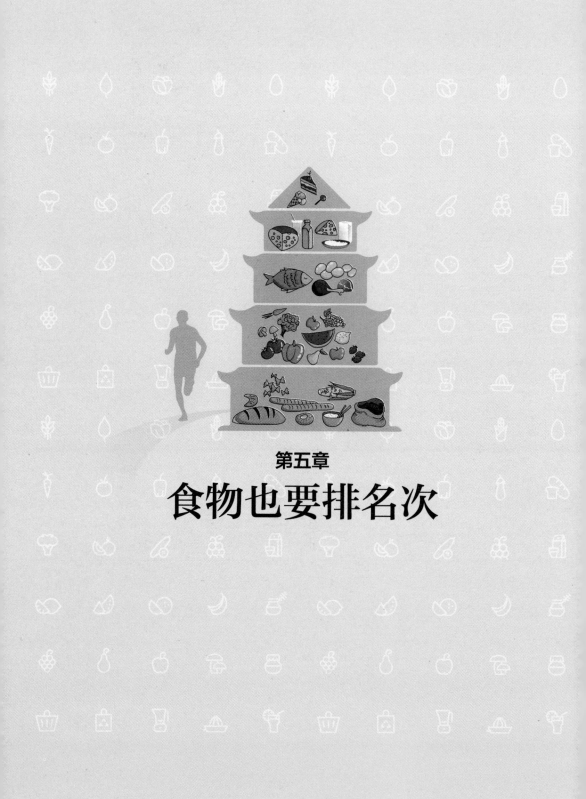

第五章

食物也要排名次

第一节

谷类及制品

在中国人的膳食结构中，一般把谷类食物作为能量的主要来源。中国人将谷类称为主食，在膳食中占有重要地位，是日常饮食中不可缺少的食物，如大米、小米、玉米、面粉、高粱和荞麦等，是提供人体热量的主要来源。虽然谷类是含糖量较多的食物，但谷类也有许多利于控制血糖的成分，如纤维素，它能显著改善高血糖，减少胰岛素和口服降糖药剂量。另外，谷类还含有较多的硒，可使视网膜上的氧化损伤降低，对预防并发眼部疾病有一定益处。

一、玉米

玉米营养丰富，含大量维生素C（16mg/100g），其中的铬对体内糖类的代谢有重要作用，能增加胰岛素的功能，促进机体利用葡萄糖，是胰岛素的加强剂。玉米还含有较为丰富的膳食纤维（2.9g/100g），生糖指数中等，可以起到辅助控制血糖的作用。

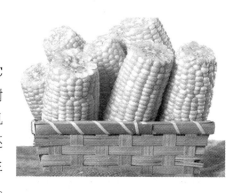

玉米有健脾利湿、开胃益智、宁心活血的作用。玉米油中的亚油酸能预防胆固醇向心血管壁沉淀，对预防高血压、冠心病有积极作用。玉米是肥胖型糖尿病患者及高血压、血脂异常并发患者的理想食材。玉米中所含的黄体素和玉米黄质可预防老年人眼的黄斑性病变。用玉米须泡茶饮用，特别适合老年糖尿病并发高血压患者饮用。

① 松子炒玉米可用于脾肺气虚、干咳少痰、皮肤干燥、大便干结等症状的辅助治疗。

玉米发霉会产生致癌物，千万不能吃。

在煮玉米粥时加入一点食用碱，对糖尿病患者有益。

二、小米

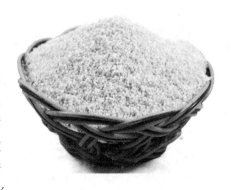

小米的生糖指数为71，其富含的维生素B_1（0.33mg/100g）及丰富的钙（41mg/100g）、磷（229mg/100g）、镁（107mg/100g）等元素均有维持正常糖代谢和神经传导的功能，维持微血管健康，预防因高血糖所致的肾细胞代谢紊乱，避免并发微血管病变和肾病。此外，小米还具有清热解毒、健脾除湿、滋阴养血、止呕、消渴、利尿的作用，还具有防止血管硬化的功效，对糖尿病患者因服用药物引起的肠道反应及并发动脉硬化有辅助治疗的作用。建议每日食用50g为宜。

养生小贴士 ❷　煮小米粥时不宜放碱，碱会破坏小米中的维生素B_1、维生素B_2和维生素C等，造成营养的缺失。

除了煮粥外，将小米煮成小米饭，生糖指数也极低，非常适合糖尿病患者食用。

三、荞麦

荞麦中的锌（3.62mg/100g）、维生素E（0.36mg/100g）等具有改善葡萄糖耐量的功效。生糖指数为54，其中富含的铬能增强胰岛素的活性，加速糖代谢，膳食纤维（6.5g/100g）可改善葡萄糖耐量，延缓餐后血糖上升的幅度，黄酮类物质尤其是芦丁能促进

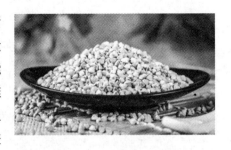

胰岛素分泌，而且苦荞麦中含有荞麦糖醇，能调节胰岛素活性。这些物质有调节血脂、扩张冠状动脉并增加其血流量等作用，对防治高血压、冠心病、动脉硬化及血脂异常等有益。可将荞麦磨成粉，做成饼、粥、面条、冲剂等作为糖尿病患者的主食，既补充营养又降低血糖。

❸ 吃完荞麦后1h要多喝2杯水，以促进消化。

荞麦与羊肉搭配，可寒热互补，适宜同食。

海带不宜与荞麦搭配，因海带含铁，会妨碍人体对荞麦中维生素E的吸收。

第二节

薯类及制品

薯类又称根茎类食物，常见的薯类有甘薯、土豆、木薯、芋薯，其中甘薯又称为红薯、白薯、山芋、地瓜等，土豆又称为马铃薯、洋芋，木薯又称为树薯、木番薯，最后一种是芋薯，包括芋头、山药。在中国人的膳食结构中，把薯类食物作为膳食能量的主要来源，可代替部分主食。相比于叶菜类、瓜茄类来说，薯类含糖量较高，糖尿病患者不宜多吃。如果实在喜欢吃，可以在吃的同时相应减少主食摄入量。

一、魔芋

魔芋是高水分、高膳食纤维（74.4g/100g）、低热量的食物，其膳食纤维有延缓葡萄糖和脂肪吸收的作用，还可以增加血液中胰岛素的含量，减轻胰岛细胞的负

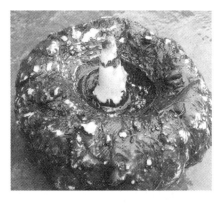

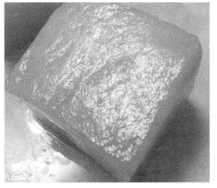

担，逐渐使血糖和血脂水平下降，对控制、预防和治疗糖尿病有极好的辅助作用。魔芋含有的葡甘露聚糖在食用后不在胃中消化，因而可以吸附胆固醇和胆汁酸，从而降低血清胆固醇，有效地减轻高血压和心血管疾病，此外，魔芋中的膳食纤维可以增强肠胃蠕动，促进排便。建议每日食用80g为宜。

养生小贴士 ❹

未经加工的生魔芋有毒，必须煎煮3h以上才可食用。

魔芋是碱性食品，与属于酸性食品的肉类同食，有益健康。

魔芋与鸭肉同食，有健脾开胃、降血脂的功效。

二、山药

山药的生糖指数为51，山药中的黏液蛋白能使糖类缓慢吸收，同时避免胰岛素分泌过剩，有降低血糖的作用，亦能防止脂肪沉积在血管上，保持血管弹性，降低胆固醇，防止动脉粥样硬化，并能防止糖尿病并发冠心病、高胆固醇血症的发生及

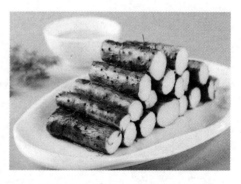

发展。山药还含有可溶性膳食纤维，能推迟胃内食物的排空时间，控制餐后血糖升高的速度。可以将山药代替主食来食用，如配以白面制成山药饼或直接蒸食。建议每天食用60g为宜。

 ❺

山药宜与南瓜、苦瓜分别搭配，营养美味，调节血糖，排除毒素。

山药有收敛作用，患感冒、大便燥结及肠胃积滞时不宜食用。

制作山药时间不宜过长，因为山药中的淀粉酶不耐高温，久煮会损失其营养成分，忌用铜锅或铁锅烹制。

第三节

干豆类及制品

豆类泛指所有能产生豆荚的豆科植物，豆类的品种很多，主要有大豆、蚕豆、绿豆、豌豆、赤豆、黑豆等。豆类含有较高的蛋白质，而且质量好，其中的氨基酸组成接近人体的需要，豆类食物含钙、铁量也较高，并且营养丰富，易于消化。

一、黄豆

黄豆中含有丰富的蛋白质（1.8mg/100g）、维生素B_1（0.41mg/100g）、胡萝卜素（220μg/100g）、钙（191mg/100g）、镁（199mg/100g）及膳食纤维（15.5g/100g），且生糖指数很低，可延缓葡萄糖的吸收，改善胰岛素释放与机体对胰岛素的敏感性，而使葡萄糖代谢加强。

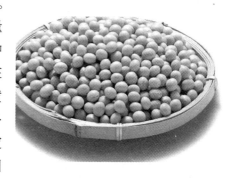

此外，大豆胚轴甲醇提取物具有改善糖耐量和升高高密度脂蛋白胆固醇的作用。黄豆中的植物固醇有降低血液胆固醇的作用，可在肠道内与胆固醇竞争，减少胆固醇吸收，黄豆还含有丰富的钾元素，可以促使体内过多的钠盐排出，有辅助降压的效果。黄豆一定要充分熟透后食用，因为其含有对健康不利的抗胰蛋白酶和凝血酶，未熟透食用会损害健康。推荐每日食用40g为宜。

 ❻ 黄豆与茄子搭配，具有保护血管的作用，可预防糖尿病患者并发心血管疾病。

黄豆与玉米搭配，能加强肠壁蠕动，对并发便秘的糖尿病患者有益。

过量食用豆腐会导致糖尿病患者碘缺乏。

二、黑豆

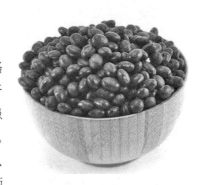

黑豆具有很高的营养价值，含有丰富的铬，铬能帮助糖尿病患者提高对胰岛素的敏感性，有助于糖尿病的治疗。黑豆的生糖指数低，适合糖尿病患者、糖耐量异常者和血糖控制不理想的人群食用。黑豆中亦含有丰富的维生素B_2（0.33mg/100g）、镁（243mg/100g）、锌（4.18mg/100g）、硒（6.79mg/100g）及钾元素，钾可以帮助排出人体多余的钠，从而有效预防和降低高血压。黑豆基本不含胆固醇，只含植物固醇，而植物固醇不被人体吸收利用，又有抑制人体吸收胆固醇及降低胆固醇在血液中含量的作用。糖尿病患者最好用煮、炒、炖等方式食用黑豆，也可以打制豆浆饮用。建议每日食用40g为宜。

养生小贴士 ❼

黑豆富含铁，与富含维生素C的橙子一起吃，可促进铁的吸收。

黑豆富含钙，与含鞣酸过多的柿子同食，会生成不溶性结合物，长期食用易产生结石。

煮黑豆核桃粥时，放点碱，吃起来会又软又香。

三、红豆

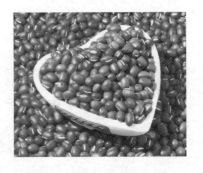

红豆含有丰富的膳食纤维（7.7g/100g），不仅能够帮助胃肠蠕动，促进胃排空，还有助于减少胰岛素的用量，并控制餐后血糖上升的速度。红豆富含的皂角苷具有利尿消肿的作用，适合糖尿病并发肾病、心脏病性水肿患者食用。红豆还含有丰富的B族维生素（维生素B_1 0.16mg/100g）和铁（7.4mg/100g）、蛋白质（20.2mg/100g），可以祛湿排毒、缓解视觉疲劳。红豆还对金黄色葡萄球菌及伤寒杆菌有一定的抑制作用。

红小豆一般用于煮饭、煮粥等，建议每日食用30g为宜。

⑧ 红豆与鸡肉搭配，具有补肾滋阴、补血明目和祛风解毒的功效。

红豆与山药搭配，有清热祛湿、健脾止泻的功效。

红豆利水功能强，体质燥热者慎食。

四、绿豆

绿豆的生糖指数为27.2。绿豆含有的低聚糖，因人体胃肠道没有相应的水解酶系统，很难将其消化吸收，所以绿豆提供的能量值比其他谷物低，对糖尿病患者的空腹血糖、餐后血糖的降低都有一定的作用，对于肥胖者和糖尿病患者有辅助治疗的作用。绿豆含丰富蛋白质（21.6g/100g）和胰蛋白酶抑制剂，可以保护肝脏，减少蛋白分解，缓解高脂血症，因而保护肾脏，预防糖尿病并发肾

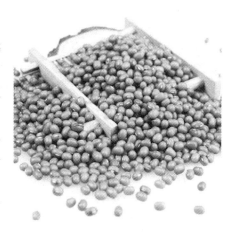

功能不全。绿豆还能抑制脂肪的吸收，可用于防治糖尿病并发脂肪肝。

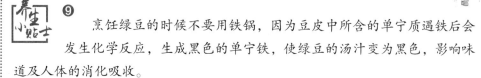

⑨ 烹饪绿豆的时候不要用铁锅，因为豆皮中所含的单宁质遇铁后会发生化学反应，生成黑色的单宁铁，使绿豆的汤汁变为黑色，影响味道及人体的消化吸收。

绿豆搭配小米煮粥，能补充更多的微量元素和B族维生素，还能增进食欲。

脾胃虚弱者不宜多食绿豆。

第四节

蔬菜类

　　蔬菜是含糖量和热量极低的食品，对于糖尿病患者来说，吃这类食物既能有饱腹感，又不用担心血糖上升。蔬菜中含有大量的食物纤维，可以增加饱腹感，促进肠道蠕动，防止便秘，可以起到降低胆固醇和改善糖代谢的作用。特别是蔬菜中含有丰富的维生素、矿物质及无机盐，这些营养素对糖尿病患者来说是非常重要的物质，有的还起着非常重要的治疗作用。蔬菜分为叶菜类、根茎类、瓜茄类等，营养成分各不相同，不同的做法与搭配也有着不同的营养作用。

一、芹菜

　　芹菜含丰富的膳食纤维（1.4g/100g），能阻碍消化道对糖的吸收，增加胰岛素受体对胰岛素的敏感性，促使血糖下降，从而减少糖尿病患者胰岛素的用量。芹菜中的钾（137mg/100g）和芹菜素有明显的降压作用，对防治糖尿病并发高血压有积极作用。芹菜中的黄酮类物质可改善微循环，促进糖在肌肉等组织中的转化。

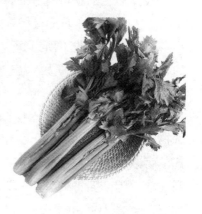

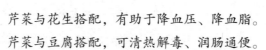

　　芹菜与花生搭配，有助于降血压、降血脂。

　　芹菜与豆腐搭配，可清热解毒、润肠通便。

　　服用阿莫西林前的2h内不要吃芹菜，因为芹菜中丰富的膳食纤维会降低阿莫西林在胃肠道的浓度，影响药效。

二、冬瓜

冬瓜含糖量极低，可控制肥胖。冬瓜中含有丙醇二酸和葫芦巴碱，能有效抑制体内的糖类转化为脂肪，对于患2型糖尿病的中老年肥胖者十分有益。而且冬瓜是低热量（12kcal/100g）、含糖量极低（2.6g/100g）、高钾（0.78mg/100g）、低钠（1.8mg/100g）的蔬菜，对血糖的影响

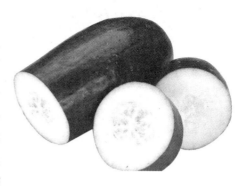

非常小，亦可辅助治疗高血压、血脂异常以及肾病。冬瓜可润肠通便，可辅助治疗糖尿病及便秘。冬瓜可炒食、做汤或制馅，还可与各种蔬菜或肉食搭配。建议每日食用50g为宜。

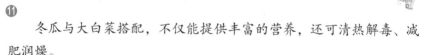

养生小贴士 ⑪

冬瓜与大白菜搭配，不仅能提供丰富的营养，还可清热解毒、减肥润燥。

冬瓜与海带搭配，可清热利尿、去脂降压。

久病与阴虚火旺者应少吃冬瓜。

三、茄子

茄子是一种营养价值很高的蔬菜，脂肪（23kcal/100g）和热量（0.39mg/100g）极低，适于糖尿病患者食用。茄子中的膳食纤维可以减少小肠对糖类与脂肪的吸收，促进胃的排空，有助于减少胰岛素的用量，并控制饭后血糖上升的速度。其所含的维生素E（1.13mg/100g）是一种天然的脂溶性抗氧化剂，可保护胰岛细胞免受自由基的侵害。茄子

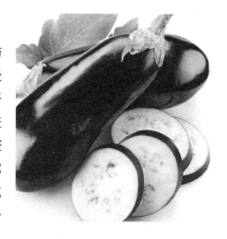

含丰富的维生素PP，这种物质能增强人体细胞间的黏着力，增强毛细血管的弹性，减低毛细血管的脆性及渗透性，防止微血管破裂出血，维护心血管的正常功能。

养生小贴士 ⑫

茄子与大豆搭配，可以平衡营养，具有保护血管的作用。

茄子含有膳食纤维，可降低猪肉中的胆固醇。

炒茄子时，先不放油，用小火干炒一下茄子，等到茄子的水分挥发、茄肉变软之后，再用油烧制，可以防止茄子吸入过多油脂。

四、菜花

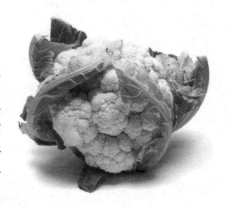

菜花含有丰富的铬，能有效地调节血糖，降低糖尿病患者对胰岛素的需要量，促进葡萄糖的氧化磷酸化，促进糖原合成，从而降低血糖，有助于糖尿病的治疗。菜花中含有的类黄酮可以清理血管，防止胆固醇堆积，因此能够减少冠心病与脑卒中发生的危险。菜花中所含的维生素K可以保护血管壁，增加血管的弹性，使血管不易破裂，预防心血管疾病。建议每天食用70g为宜。

养生小贴士 ⑬

菜花与鸡肉搭配，常吃可增强肝脏的解毒作用，提高免疫力。

菜花与玉米搭配，可健脾益胃、补虚、助消化，亦可延缓衰老。

菜花的残留农药较多，烹调前宜放在淡盐水中浸泡几分钟，可去除残留的农药，食用更安全。

除此之外，糖尿病患者还应避免食用含糖量较高、营养价值较低的蔬菜，如甜菜、干百合、酸菜等。

第五节

菌藻类

菌藻类食物包括食用菌和藻类食物。常见的有蘑菇、香菇、金针菇、银耳、木耳、海带、紫菜等品种。因其含有丰富的蛋白质及微量元素，加之鲜美的口感，广受欢迎。

一、香菇

香菇含有丰富的硒元素（2.58μg/100g）。硒具有抗氧化、保护机体组织的功能，能降低血糖，改善糖尿病症状。香菇含有维生素C（1mg/100g）和B族维生素（维生素B_2 0.08mg/100g），补足这两种元素，有利于减缓糖尿病并发症的进程。香菇的天门冬素和天门冬氨酸具有降低血脂、维护血管的功能，加上它含有丰富的膳食纤维，经常食用能降低血液中的胆固醇，防止血管硬化，对防治脑出血及心脏病、肥胖症等疾病均有疗效。建议每日食用4朵为宜。

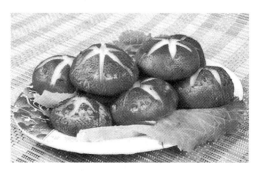

▶▶ 养生小贴士 ⑭

香菇与莴笋搭配，可利尿通便、降脂降压，适用于糖尿病合并慢性肾炎、高血压及血脂异常者。

需用热水泡浸香菇，用冷水会令香菇的鲜香大减。

泡发香菇的水不要丢弃，否则很多水溶性营养成分都会因溶于水中而损失，如香菇嘌呤。

二、银耳

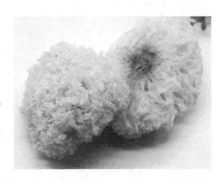

相对于同类食物，银耳还有丰富的蛋白质（10g/100g）、碳水化合物（1.4g/100g）、膳食纤维（30.4g/100g）、钾（1588mg/100g）和磷（369mg/100g），亦含有较多的银耳多糖，对胰岛素降糖活性有明显影响，因此对糖尿病患者控制血糖有利。现代营养学研究发现，银耳多糖有抗血栓形成的功效，可保护心脑血管，常食银耳还能提高人体的免疫能力，增强糖尿病患者的体质和抗病能力。建议每日食用15g为宜。

养生小贴士 ⑮

菠菜富含铁和钙，银耳与菠菜搭配做汤，可滋阴润燥，补气利水。

银耳与木耳搭配同食，可生津提神、养血养容，有益于糖尿病患者滋补身体。

银耳食用前必须浸泡3～4h，必须勤换水，才能把残留的二氧化硫清除掉。

三、金针菇

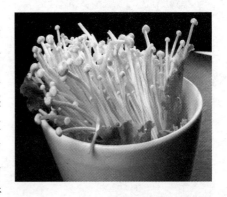

金针菇含有较多的锌（0.39mg/100g）。锌参与胰岛素的合成与分泌，能调节血糖，适合糖尿病患者食用。研究发现，人体缺锌后，血液中胰岛素水平下降，补锌后可增加机体对胰岛素的敏感性，减轻或延缓糖尿病并发症的发生。金针菇的热量低（32kcal/100g），脂肪含量极少（0.4g/100g），还有降低胆固醇的功效，非常适合肥胖、胆固醇过高的糖尿病患者食用。糖尿病患者可以用金针菇煮汤，身体虚弱的糖尿病患者还可以用金针菇炒肉片，有补益肠胃的功效。建议每日食用20g为宜。

金针菇与豆腐搭配，对癌细胞具有明显的抑制作用。

金针菇与消食解毒的白萝卜搭配，可健脾胃、安五脏、益智健脑。

脾胃虚寒者不宜吃太多金针菇。

第六节
水果类

　　水果中含有大量维生素、膳食纤维和矿物质，同时含有葡萄糖、果糖和蔗糖。其中，果糖在代谢时不需要胰岛素的参与，因此，糖尿病患者在血糖已得到控制后不要完全不吃水果。从身体需要的角度讲，糖尿病患者吃些水果是好的，因为水果中含有丰富的维生素、矿物质、烟酸、胡萝卜素和一定量的膳食纤维，食用后会对人体发生不同的作用，能够使营养均衡吸收，既能防止便秘、大肠肿瘤，亦能增进食欲，维持人体酸碱平衡。因此对糖尿病患者来说，适当吃些水果对稳定血糖有一定的帮助。

　　糖尿病患者如果空腹血糖值在7mmol/L以下、餐后2h血糖值在10mmol/L以下、糖化血红蛋白在7.0%以下，可以适当吃一些水果。如果患者的血糖控制不够理想，最好征求医生或者营养师的建议。对于可以适当吃水果的糖尿病患者，应尽量选择生糖指数低、口感酸甜的水果，并且最好在两餐之间，通常可选在上午9点半左右或下午3点半左右，也可在晚饭后1h或睡前1h吃水果，不提倡餐前或饭后立即吃水果。此外，也可以在正餐时和主食进行交换，适当减少主食的摄入量，以水果作为补充。比如，每天吃新鲜水果的量达到200～250g，就要从全天的主食量中减掉25g，以免全天摄入的总热量超标。

一、苹果

　　苹果中蛋白质、脂肪及碳水化合物含量很低，其丰富的维生素E（约2.12mg/100g）及维生素C（约4mg/100g）可维持胰岛素的功能，促进组织对葡萄糖的

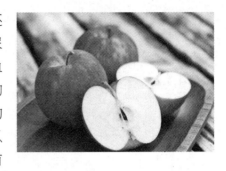

利用及胰岛素的形成，调节机体血糖水平，还可以抑制醛糖还原酶的作用，延缓或改善糖尿病周围神经病变。苹果中的胶质和铬能维持血糖的稳定，因此，苹果是所有想要控制血糖的人必不可少的水果。苹果中含有的硼与锰（约0.03mg/100g）有利于钙的吸收和利用，可以预防糖尿病患者并发骨质疏松。苹果中还含有较多的钾（约119mg/100g），能与人体过剩的钠盐结合，使之排出体外，从而降低血压。苹果还可以减少血液中胆固醇含量，增加胆汁分泌和胆汁酸功能，因而可避免胆固醇沉淀在胆汁中形成胆结石。每天以吃半个苹果为宜。

养生小贴士 ⑰　　苹果宜现吃现切，切开后如果放置时间长，不仅会氧化变黑，而且营养素会损失。

苹果不宜空腹食用，因为苹果所含的果酸和胃酸混合后会增加胃的负担。

吃苹果时不宜将苹果皮削掉，因为苹果皮中含有丰富的抗氧化成分及生物活性物质，对健康有益。

二、樱桃

樱桃含有丰富的花青素，能够促进胰岛素的生成，增加人体内部胰岛素的含量，从而有效地降低血糖。此外，樱桃是低能量、低糖的水果，食用后不会快速升高血糖。樱桃含有丰富的维生素E（约2.22mg/100g），有益于糖尿病并发肾病的患者。同时，还能预防心血管系统的并发症。樱桃所含的铁（约11.4mg/100g）可促进血红蛋白再生，既可以防治缺铁性贫血，又可增强体质。每天食用5～10个为宜。

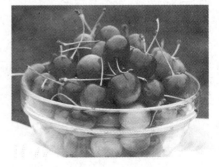

⑱ 肉类与樱桃搭配，樱桃可作为肉类食品的上层饰品，使肉味更加鲜美，颜色更鲜艳。

樱桃与黄瓜不宜一起食用，黄瓜中的分解酶会破坏樱桃中的维生素C。

樱桃性温热，一次不要食用太多，食用前宜用淡盐水浸泡10min，这样可以帮助清除果皮表面残留的农药。

三、草莓

草莓的能量较低（约32kcal/100g），不会增加胰岛细胞的负担，其所含的膳食纤维可延长食物在肠内的停留时间，降低葡萄糖的吸收速度，不会引起血糖的剧烈波动。草莓中所含的胡萝卜素（约30μg/100g）是合成维生素A的重要物质，可以防治糖尿病并发眼部病变。此外，草莓还含有丰富的维生素C（约11.4mg/100g），对动脉硬化、冠心病、心绞痛、脑出血、高血压、高血脂等疾病都有积极的预防作用。草莓与麦片一起熬粥，具有降压、降脂、降糖的功效，可以作为糖尿病患者的早餐或者加餐食用。

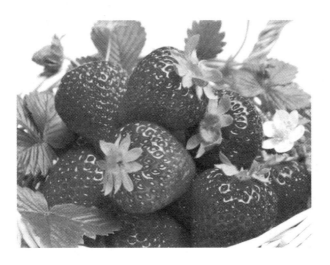

⑲ 草莓与牛奶搭配食用，不仅为机体提供了丰富的营养，还具有清凉解渴、养心安神的功效。

草莓含草酸较多，易与其他食物中的钙形成草酸钙，因为吃草莓时不宜同吃富含钙的食物，尤其是患有尿路结石的患者不宜这样吃。

肠滑便泻或肾功能不全的糖尿病患者不宜多食草莓。

除此之外，亦有一些水果不宜糖尿病患者食用，如柿子、金橘、甘蔗、甜瓜、香蕉、杨梅、荔枝、香蕉、桂圆、大枣等，共性皆为它们含糖量高，亦有个性。

四、金橘

金橘含糖量高，食用后易使血糖迅速升高。糖尿病患者因其胰岛功能受损，胰岛素分泌相对不足，葡萄糖利用减少，因此血糖会升高，食用含糖量高的食物会进一步升高血糖。且金橘含钾量高，有钾、磷代谢障碍的患者亦不能食用。

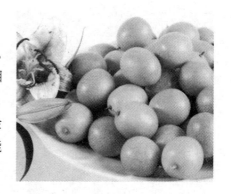

五、香蕉

香蕉含糖量高，且主要是葡萄糖和果糖，它们均为单糖，单糖在肠道中吸收速度最快，食用后血糖会迅速升高。患有糖尿病肾病的患者，肾脏排泄钾的能力下降，往往合并高钾血症，而香蕉富含钾，会加重病情。糖尿病患者胃酸过多，消化不良或腹泻时都不宜吃香蕉。

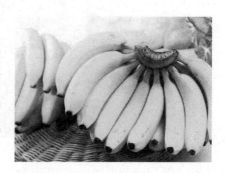

六、大枣

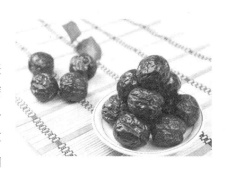

大枣性平和，含有多种滋补成分，能促进人体新陈代谢，对血管疾病和一些过敏性疾病都有一定疗效。但大枣糖分丰富，尤其是晒干后的干枣。因大枣味道甘甜，很容易在不知不觉间吃多，因此，糖尿病患者要谨慎食用。如果过量食用枣还有损消化功能，造成胃肠不适。

第七节

坚果、种子类

坚果、种子类又称干果，包括花生米、葵花子、南瓜子、核桃仁、杏仁、腰果、榛子、松子、板栗等，营养价值很高。对糖尿病患者来说，干果中的不饱和脂肪酸及其他营养物质均有助于改善血糖和胰岛素的平衡，可以降低发生2型糖尿病的概率，调节血脂，提高视力，是天然的保健品。由于干果可作为一种零食在餐前或餐后吃，且容易产生饱腹感，因此可减少人们对其他热量的摄入，也能抵御饥饿，特别是对肥胖型糖尿病患者来说，是一种较好的零食。但是干果含油脂较多，所以，糖尿病患者每日应适量吃干果（约30g左右），以平衡三餐主食和油脂的摄入量。

一、板栗

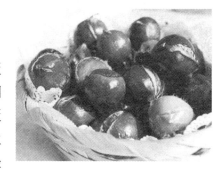

板栗的脂肪含量低（鲜板栗约0.7g/100g，熟板栗约1.5g/100g）、维生素C含量高（鲜板栗约24mg/100g，熟板栗约36mg/100g）、胡萝卜素含量高（鲜板栗约190μg/100g，熟板栗约240μg/100g），它的维生素C含量是花生的18倍、胡萝卜素含量是花生的4倍，能减轻对胰岛素分泌的刺激，增加胰岛素与胰岛素受体的结合，使血糖维持在较低水平，对预防癌症、降低胆固醇和防止血栓、病毒、细菌侵袭有很好的作用。另外，板

栗所含的不饱和脂肪酸与多种维生素可治疗动脉硬化、高血压、心脏病等心血管疾病，也是抗衰防老的营养食品。此外，如老年动脉硬化所引起的高血压，就可用板栗代替人参食用，其内的葡萄糖等营养素能消除疲劳、恢复体力。每天吃适量的板栗可以改善维生素B_2缺乏症患者的症状，还可改善慢性气管炎。

养生小贴士 ⑳　板栗所含碳水化合物不低（鲜板栗约42.2g/100g，熟板栗约46g/100g），要避免吃得太多而影响血糖稳定。

板栗不宜与牛肉搭配，二者间微量元素易发生反应，削弱板栗的营养价值，且不易消化。

板栗吃多伤脾胃，糖尿病患者以每天不超过5个为宜。

二、核桃

核桃的蛋白质含量高（鲜核桃约12.8g/100g，干核桃约14.9g/100g），磷含量高（干核桃约294mg/100g），其含有的铁、胡萝卜素、维生素B_2等营养成分有润肺、补肾、壮阳、健肾等功能，是温补肺肾的理想滋补食品和良药。另外，吃核桃能润血脉、黑胡须、让皮肤细腻光滑等。核桃含丰富的磷脂和赖氨酸，对长期从事脑力劳动或体力劳动者，能有效补充大脑营养、增强体力。核桃含有亚油酸和大量的维生素E（鲜核桃约41.17mg/100g，干核桃约43.21mg/100g），可提高细胞的生长速度，减少皮肤病、动脉硬化、高血压、心脏病等疾病，有助于身体处理2型糖尿病早期阶段的胰岛素抵抗问题，减少对葡萄糖的过多吸收。每天食用20g为宜。

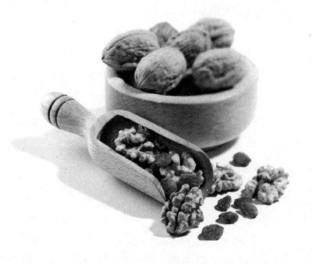

㉑　核桃泡黄酒，再加少量大枣，可补益肝肾、润肠通便，糖尿病患者可少量食用。

核桃与黑芝麻共用，适于用脑过度、神经衰弱、体虚疲乏者。

痰火喘咳、泄痢、腹胀及感冒风寒者不宜食用。

三、莲子

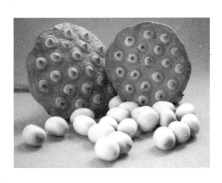

莲子含有丰富的蛋白质（干莲子约17.2g/100g，莲子糖水罐头约2.8g/100g），亦含有丰富的镁（干莲子约242mg/100g，莲子糖水罐头约9mg/100g），有利于增强心血管弹性和胰岛素作用的发挥，还对改善糖尿病的多尿症状有一定作用。莲子所含的非结晶性生物碱Nn-9有降压作用。其特有的莲心碱有较强的抗心律不齐、安神助眠的作用，有益于糖尿病合并失眠患者。中医认为，莲子具有健脾止泻、养心补肾、固精安神、补中益气的功效。每天食用30g为宜。

㉒　莲子与黑米搭配，再适量添加花生、桂花，有益于糖尿病患者补肝益肾。

莲子与黄瓜搭配，适宜于代谢综合征患者及肥胖、便秘者。

莲子粥不能与牛奶同食，否则会导致便秘。

四、花生

花生含有丰富的蛋白质（鲜花生约12.0g/100g，炒花生约21.7g/100g）、脂肪

（鲜花生约25.4g/100g，炒花生约48g/100g）、烟酸（鲜花生约14.1mg/100g，炒花生约18.9mg/100g）及磷（鲜花生约250mg/100g，炒花生约326g/100g）。研究表明，适量食用花生有利于糖尿病的控制，因为花生所含的油脂成分花生四烯酸能增强胰岛素的敏感性，有利于血糖的降低。将花生与芝麻、大米熬粥食用，适用于血虚头晕、贫血、少白头、便秘的患者，也适合糖尿病患者补益身体。花生含有一种生

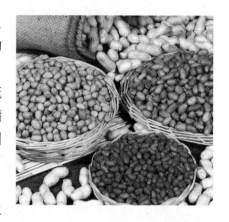

物活性很强的天然多酚类物质白藜芦醇，这是肿瘤疾病的化学预防剂，也是降低血小板聚集、预防和治疗动脉粥样硬化、心脑血管疾病的化学预防剂，对糖尿病患者预防心血管并发症很有益处。每天食用40g为宜。

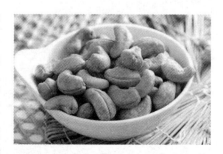

养生小贴士 ㉓　花生与富含钙的虾仁一起煮食，会形成磷酸钙，有益于糖尿病患者的骨骼健康。

花生与芹菜一起吃，有助于降低血压、血脂，是高血压、血脂异常和血管硬化患者的理想食品。

霉变的花生含有大量的致癌物质黄曲霉毒素，食用后对肝脏不利，不宜食用。

五、腰果

腰果含有丰富的B类维生素，对食欲缺乏、心衰、下肢水肿及多种炎症有显著功效，可缓解由糖尿病引起的肾脏改变，还能预防糖尿病性视网膜病变，改善糖耐量。腰果还含有丰富的维生素A（约8μg/100g），对夜盲症、干眼症及皮肤角化有防治作用，并能增强人体抗病能力、防治癌肿。腰果中的亚

油酸可预防动脉硬化、心血管疾病，而亚麻酸则可预防心脏病、脑卒中。腰果中含锰（约1.8mg/100g）、锌（约4.3mg/100g）、镁（约153mg/100g）、硒（约34μg/100g），能够维持胰腺的正常功能，改善葡萄糖耐量，促进胰岛素合成，调节体内的糖分。每天食用10粒为宜。

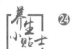
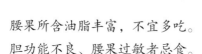

腰果所含油脂丰富，不宜多吃。
胆功能不良、腰果过敏者忌食。

第八节
畜肉类及其制品

肉类是人体优质蛋白质的摄入途径之一。与植物蛋白质相比，动物性蛋白更接近于人体，更容易被人体消化、吸收和利用，而且肉类富含人体所需的必需氨基酸、维生素和微量元素。由此，肉类对于糖尿病患者来说也是不可或缺的。肉食含热量较高，有利于主食的控制。很多人都有这种体会，吃了肉食就不容易饿，如果只吃素食就容易饿。因此，适当地吃肉食对糖尿病患者是有利的，也是糖尿病饮食中比较重要的一环。但从另一个角度来看，肉食含脂肪较多，过量食用对控制血糖、血脂和体重不利。糖尿病饮食调节的基本原则是低热量饮食。具体要求就是低脂肪、适量的蛋白质和碳水化合物、控制总能量的摄入。所以，应该尽量选用含脂肪低的肉类。

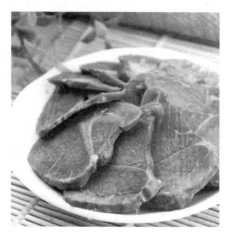

一、驴肉

畜类中若说高蛋白、低脂肪首先应该就是驴肉了。近年驴肉受到广泛关注，驴肉中蛋白质含量为21.5g/100g，远高于猪肉

（13.2g/100g）和牛肉（19.9g/100g）。研究发现：驴肉中氨基酸含量丰富，而且驴肉中氨基酸构成比较全面，8种人体必需氨基酸和10种非必需氨基酸的含量都十分丰富。而驴肉的不饱和脂肪酸含量，尤其是亚油酸、亚麻酸的含量也都远远高于猪肉和牛肉。胆固醇含量则低于牛肉和猪肉。所以对糖尿病合并动脉硬化、冠心病、高血压有着良好的保健作用，并且由于驴肉营养丰富，所以更适合消瘦型糖尿病患者食用。

㉕ 用驴肉做菜时，可配些蒜汁、姜末，再用少量苏打水调和，这样可以去除驴肉的腥味。

二、牛肉

牛肉高蛋白、低脂肪是不用多说的了，除此之外，牛肉的最大优点是牛肉的含锌量在肉类中较高。锌不但可以提高胰岛素合成代谢的效率，还能支持蛋白质合成，增强肌肉的力量，能起到控制血糖的作用，对防治糖尿病有一定的疗效。牛肉中的硒含量相对较高，而硒可以促进胰岛素合成。且牛肉含有丰富的B族维生素，如烟酸、维生素B_1和维生素B_2，也是每天

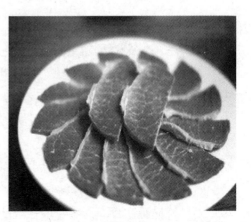

所需要的铁质的极佳来源，对于糖尿病并发贫血的患者是食疗佳品。牛肉中的镁也有助于降低心血管并发症的发生率。

㉖ 炖煮牛肉时，可以放适量山楂，这样牛肉容易软烂。

三、兔肉

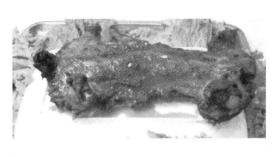

兔肉虽属红肉之列，却有白肉之身，特别的是无红肉之弊。有言道："吃兔肉能长寿，喝兔汤保健康。"兔肉对人体的益处可谓多多。兔肉肉质细嫩、味美香浓、久食不腻。就营养价值而论，兔肉有五高三低的特点，即高蛋白质、高赖氨酸、高烟酸、高卵磷脂、高消化率，低脂肪、低胆固醇、低热量，故对它有"荤中之素"的说法。

兔肉中脂肪、胆固醇含量低于其他肉类，尤其是胆固醇含量仅为0.05%，低于猪肉（0.15%）、牛肉（0.14%）、羊肉（0.7%）。因此，食用兔肉，人体血液中的胆固醇含量不会增加。神奇的是兔肉中富含卵磷脂，而且易被消化吸收，有利于健脑益智，可以保护血管、预防动脉硬化和血栓形成。

兔肉是糖尿病性心脏病、高脂血症、高血压、肥胖症患者和老年人的理想的肉类食品。

养生小贴士 ㉗ 　　兔肉中的草腥气也是人们消费中的一大障碍，其实兔肉的草腥气很容易清除，只要将兔肉放在清水里浸泡一段时间后，大部分草腥味就可以漂去，或者放入沸水中焯一下亦可。

四、鹿肉和马肉

鹿肉和马肉虽然营养价值较高且也是高蛋白、低脂肪的肉类，只是并不常见，因此不予评价。

五、猪肉、羊肉和狗肉

常见的猪肉、羊肉和狗肉这些肉类需要分部位，比如猪里脊的蛋白质20.2g/100g，脂肪7.9g/100g。因此若要控制脂肪的摄入量，首先要选择食用瘦肉的部分，其次要控制摄入量。

虽然以上的畜肉类是推荐食用的，但并不代表可以肆无忌惮地食用，肉类还是要控制量的。畜禽肉且是瘦肉的每日推荐量为50 ～ 75g。

除了以上的食物，还有一些不宜食用的如下。

1.猪蹄

猪蹄富含胶原蛋白，是很好的延缓衰老的美容食品。但因其热量和脂肪含量都偏高，糖尿病患者还是应该少吃或者不吃。

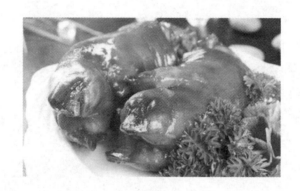

2.动物内脏

糖尿病患者往往同时伴有脂质代谢紊乱与糖代谢紊乱。然而动物内脏中均含有较高的胆固醇，食用后会加重脂质代谢紊乱。而且动物内脏中还富含磷和钾，患有糖尿病肾病的患者食之无疑会加重病情，故应禁食。

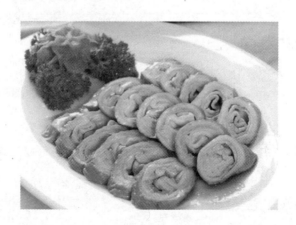

3. 畜肉类制品

如腊肉，含脂肪过高并且以饱和脂肪酸为主，会加重脂质代谢紊乱，加重病情，尤其对糖尿病合并心脑血管疾病的患者。再如火腿肠等，这些畜肉类制品除了含脂肪含量高外，还属于高盐食品，糖尿病患者食用后会给肾脏增加负担，如果是糖尿病肾病和糖尿病合并心脑血管疾病的患者更应禁止食用。而且，这些食物中添加有对健康毫无益处的色素以及防腐剂，都会给原本就已患病的身体造成更多的伤害。其实，哪怕是健康人也不应过多食用畜肉类制品。

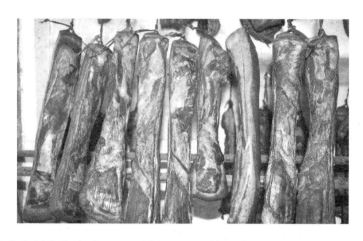

由于肉类食后有饱腹感，不易消化，因此糖尿病患者最好选择在正餐时吃，且应与蔬菜和杂粮合理搭配着食用，不仅可以帮助人体消化吸收，而且可以提供人体所需的必需氨基酸。肉类食品最好是买生肉回家自己烹调，这样既卫生又安全，而且尽量不要经常食用烤肉、熏肉、腌肉之类的食物，对健康无益。

第九节

禽肉类及其制品

糖尿病患者的饮食原则概括成"总量控制、营养均衡"。其核心就是控制总热量，食物多样化，以求达到营养均衡。在控制总能量这方面除了要少油，在肉类的方面也应该选择较低脂肪的肉类，因此和畜肉类相比，禽肉类才是更好的选择。虽然鸡鸭类的脂肪含量较猪牛羊低一些，但是在食用时仍然应选择去皮后食用。

根据脂肪及蛋白质的含量和营养成分分析，也可以明智地做出选择。

一、火鸡

首选火鸡。火鸡体型比家鸡大3～4倍，体长110～115cm，体重2.5～10.8kg。火鸡肉鲜嫩爽口，野味极浓，瘦肉率高，蛋白质含量丰富，胆固醇低、脂肪少。蛋白质含量高达22.4g/100g，脂肪却只有1.2g/100g。而且富含多种氨基酸，特别是蛋氨酸和赖氨酸都高于其他肉禽，维生素E和B族维生素也含量丰富，具有可以提高人体免疫力的功效。肉性温微热，味甘香，滋补作用较强，对糖尿病患者有良好的防治作用。

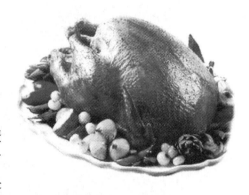

二、乌鸡

排名第二的是乌鸡，又名乌骨鸡，有体型轻巧、营养丰富、成熟早的特点。乌鸡的蛋白质含量为22.3g/100g，脂肪含量为2.3g/100g。乌鸡相比火鸡只是脂肪略高了些。乌鸡的胆固醇含量很低。据研究，将乌鸡全粉水解后含有18种氨基酸，其中包括8种人体必需氨基酸，且有10种比普通肉鸡的含量高。胡萝卜素和维生素C也均高于普通肉鸡，而且含铁元素也比普通鸡高很多，此外还含多种微量元素和常量元素，如钙、磷、氯、钠、钾、镁、锌和铜等，是营养价值极高的滋补品，乌鸡被人们称是"黑了心的宝贝"。乌鸡还可做药用。乌鸡中含有大量抗氧化作用的物质，可改善肌肉强度，延缓衰老，有利于预防糖尿病。

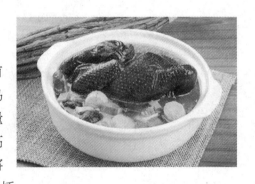

三、鹌鹑

鹌鹑是一种候鸟，它们主要吃杂草种子、豆类、谷物及浆果、嫩叶、嫩芽等，夏天吃大量的昆虫及幼虫以及小型无脊椎动物等。每100g生鹌鹑肉中，含蛋白质20.2g、脂肪3.1g、胆固醇157mg。可见鹌鹑肉的

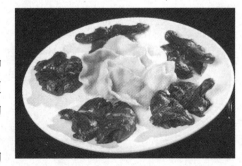

蛋白质含量很高，脂肪和胆固醇含量相对较低，而卵磷脂、脑磷脂及芦丁较丰富，有健脑滋补的作用。并且鹌鹑中的维生素B$_2$、维生素B$_6$及硒的含量也相对于其他禽类较高。在《本草纲目》中有"肉能补五脏，益中续气，实筋骨，耐寒暑，消结热"的说法。从中医学角度出发，鹌鹑性味甘、平、无毒，入肺及脾经，有消肿利水、补中益气的功效。因此在医学上，鹌鹑常用于辅助治疗糖尿病、贫血、营养不良等疾病。鹌鹑的药用价值被视为"动物人参"，可见，鹌鹑具有很高的药用价值。

四、鸡

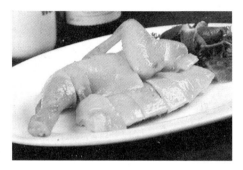

糖尿病患者蛋白质的消耗量比正常人有所增加，所以需要适量补充蛋白质。鸡肉中含有丰富的优质蛋白质及卵磷脂，每100g鸡肉中，含蛋白质19.3g，脂肪9.4g，胆固醇106mg，钾251mg，硒11.75μg，维生素B$_1$ 0.05mg，维生素B$_2$ 0.09mg。鸡腿肉中含有铁，只是含量不高。翅膀肉中还含有丰富的骨胶原蛋白。但鸡皮中含脂肪较多，糖尿病患者吃鸡肉时要去掉鸡皮。鸡肉高蛋白、较低脂肪且消化率高，容易被人体吸收利用，可以增强体力，对糖尿病患者有很好的补虚功效。不过需要注意的是：①鸡肉的营养高于鸡汤。②鸡屁股是淋巴最为集中的地方，储藏着很多病菌、病毒和致癌物，所以应禁止食用。

五、鸽子

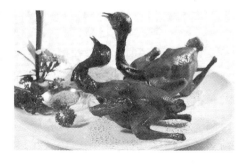

鸽肉不但营养丰富，而且有一定的保健功效，《本草纲目》中记载"鸽羽色众多，唯白色入药"。从古至今中医学认为鸽肉有补肝壮肾、益气补血、清热解毒、生津止渴等功效。鸽肉所含营养成分比许多禽肉高，每100g鸽肉中，蛋白质为16.5g，脂肪为14.2g，胆固醇99mg，钾334mg，硒11.08μg，维生素A 53μg，维生素E 0.99mg，并且含人体所需21种氨基酸中的16种，鸽肉中含有的维生素对眼睛、周围神经和心血管有保护作用。鸽骨内含有丰富的软骨素，可提高皮肤细胞活力，增强皮肤弹性，改善血液循环。适合消瘦型糖尿病患者及并发高血压、血脂异常、冠心病患者食用。

六、鸭子

每100g鸭肉中，蛋白质15.5g，脂肪19.7g，胆固醇94mg，由此来看，鸭肉似乎并不出色，蛋白质较低，脂肪却较高。那么为什么鸭肉可以排到第六呢？主要原因是鸭肉中的脂肪主要是不饱和脂肪酸，每100g鸭肉中含有12.9g不饱和脂肪酸。且鸭肉中含有较为丰富的烟酸，烟酸是构成人体内两种重要辅酶的成分之一，因此鸭肉有助于降低胆固醇，对糖尿病患者有保健作用，还能预防糖尿病并发心血管疾病。鸭肉含有丰富的B族维生素，可以改善糖尿病足和受高血糖侵害的周围神经。鸭肉中含有的烟酸对细胞呼吸起重要作用，并对心肌梗死等心脏病患者有保护作用。

但是，禽肉类制品不宜过多食用。如火鸡肉虽然非常好但如果是制成香肠，就会含有添加剂和防腐剂，而且会为了增加食物的味道而使禽肉类制品所含的脂肪和盐及味精等调味品过多，这些食物均会加重糖尿病患者的代谢紊乱。因此，最好是从市场买新鲜的禽肉回家烹调而食。

第十节

奶类及制品

奶类食品是人类来到这个世界第一个接触到的食品，它营养丰富，利于吸收。特别是母乳含有50%的脂肪，除了供给宝宝身体发育所需热量之外，还满足宝宝脑部发育所需的脂肪（脑部60%的结构来自于脂肪）；丰富的钙和磷可以使宝宝长得又高又壮；免疫球蛋白可以有效预防及保护婴儿免于感染及慢性病的发生；比非得因子和寡糖可以抑制肠道病菌增生和帮助消化。母乳内含有乳铁蛋白（重要）、碳水化合物、蛋白质、脂肪、维生素、矿物质、脂肪酸和牛磺酸等，是婴儿成长最自然、最安全、最完整的天然食物，它含有婴儿成长所需的所有营养和抗体。但随着年龄的增长，母乳不再满足人体所需，需要添加辅食，随后的饮食结构就变成奶制品辅助补充优质蛋白质等营养素。

奶类品种繁多，是膳食钙和优质蛋白质的重要来源。我国居民长期钙摄入不足，因此为了大大提高钙的摄入量，应鼓励奶类摄入。根据《中国居民膳食指南

2016》推荐："吃各种各样的奶制品，相当于每天液态奶300g"，如表5-1所示。

表5-1 《中国居民膳食指南2016》乳类建议摄入量

年龄	幼儿/岁		儿童青少年/岁			成人/岁	
	2 ~	4 ~	7 ~	11 ~	14 ~	18 ~	65 ~
g/d	500	350 ~ 500	300	300	300	300	300
份/周	2.5	2 ~ 2.5	1.5	1.5	1.5	1.5	1.5

一、液态奶

常见液态奶有牛奶、羊奶、马奶、骆驼奶和水牛奶等，其中以牛奶的消费量最大。

"一杯牛奶，强壮一个民族。"当年日本政府为学生午餐增加牛奶，极大改善了青少年的体质和身高。牛奶含有丰富的矿物质。最难得的是，牛奶是人体钙的最佳来源，而且钙、磷比例非常适当，利于钙的吸收。每100mL牛奶含有蛋白质（3g）、脂肪（3.2g）、碳水化合物（3.4g）、胆固醇（15mg）、维生素A（24μg）、硫胺素（0.03mg）、核黄素（0.14mg）、尼克酸（0.1mg）、维生素C（1mg）、维生素E（0.21mg）、钙（104mg）、磷（73mg）、钠（37.2mg）、钾（109mg）、镁（11mg）、铁（0.3mg）、锌（0.42mg）、硒（1.94μg）、铜（0.02mg）、锰（0.03mg）。由此看来牛奶含有大量人体所必需的营养素，并且比例合理，利于人体吸收。牛奶中蛋白质主要有乳清蛋白和酪蛋白，包括了人体生长发育所需要的全部的氨基酸，是除鸡蛋外最好的优质蛋白质。并且乳清蛋白具有降低超重者餐后血糖水平的作用，能减少心脑血管疾病等并发症的风险。牛奶中的脂肪含有大量的脂溶性维生素并且易溶、颗粒小，很容易被消化吸收。牛奶含有大量的乳糖，是奶中所独有的糖类，乳糖能促进钙、铁、锌等矿物质的吸收。

1.牛奶

牛奶是人类天然食物最好的钙质来源。钙是人体不可缺少的重要元素，且不能在体内合成，人体每天所需要的钙完全依赖食物供给，持续充分的钙质补充才能满足人体对钙的储存需求。无论是儿童、青少年的骨骼发育，还是老年人预防骨质疏松，都需要钙在体内参与代谢形成骨盐沉积于骨骼中。食物中钙含量普遍偏低，牛奶中含丰富的活性钙，每100g牛奶就可以获得120mg的钙，是食物中含钙较高的一种，丰富的乳糖又能促进人体肠壁对钙的吸收，牛奶液体状态、良好的口感也易于食用。

现今市场上牛奶的种类有鲜牛奶、低
脂牛奶和脱脂牛奶，那么糖尿病患者应该
怎么选择呢？很多患者都会选择低脂牛
奶，因为听起来就觉得很健康而且总体说
糖尿病患者适合低脂肪饮食模式，因此他
们主要会选择低脂或脱脂牛奶，可是根据
德隆大学糖尿病中心的流行病学家Ulrika

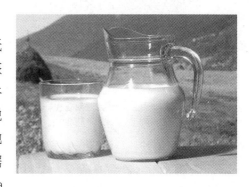

Ericson博士在2014欧洲糖尿病研究学会中指出：摄入高脂乳制品或与2型糖尿病
风险下降相关，低脂乳制品并未显示出相同作用。Ulrika Ericson博士的研究主要
对比观察高脂及低脂乳制品对2型糖尿病的影响。他们发现，摄入高脂乳制品最多
的20%的受试者（每天摄入180mL）患2型糖尿病的风险要降低23%。与此同时，
在这项研究中并没有发现低脂乳制品与糖尿病风险存在相关性。而无论脂肪含量多
少，肉类及其制品摄入过多，都与2型糖尿病发病风险增加相关。由此可以得出结
论在降低糖尿病风险这方面并不是低脂乳制品更好。虽然实验结论如此，但是有必
要提出的是全脂牛奶中每100mL含脂肪只有3.2g，并不算是高脂肪食物，与高脂
肪食物（如奶酪每100g含有脂肪23.5g）并不能相提并论。

2.羊奶

羊奶在国际上被称为"奶中之王"，羊奶的脂肪颗粒体积为牛奶的三分之一，
更利于人体吸收，并且长期饮用羊奶不会引起发胖。羊奶中的蛋白质也是由乳清蛋
白和酪蛋白组成，其中乳清蛋白占25%，较牛奶的15%要高。羊奶含脂肪量较高
但总脂肪的25%为短链脂肪酸，所以相比牛奶更容易消化吸收。羊奶胆固醇含量
较低，并且 羊奶中的维生素及微量元
素明显高于牛奶，对辅助降低动脉硬
化和高血压的发病率有一定的意义。

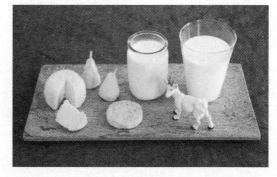

其实，早在《本草纲目》中就曾提
到："羊乳甘温无毒、润心肺、补肺
肾气。"中医一直把羊奶看作对肺和
气管特别有益的食物。只是很多人不
习惯它的味道，因此与牛奶相比，喝
羊奶的人较少。

3.水牛奶

水牛奶产量虽然较低，但奶中所含蛋白质、氨基酸、乳脂、维生素、微量元素等均高于普通牛奶。据国家有关科研部门测定，水牛奶的奶质十分优良，可称得上是奶中极品，其价值相当于普通牛奶的2倍，最适宜儿童生长发育和抗衰老人群。锌、铁、钙含量特别高，氨基酸、维生素、微量元素含量非常丰富，是老幼皆宜的营养食品。水牛奶香醇浓厚，胆固醇低，酪蛋白含量高，能进行高质量乳制品的深加工。作为一类高级营养食品，水牛奶制品日渐成为人们消费的"新宠"。

二、奶制品

常见的就是奶粉、酸奶和乳酪等。

1.奶粉

奶粉是以新鲜牛奶或羊奶为原料，用冷冻或加热的方法，除去乳中几乎全部的水分，干燥后添加适量的维生素、矿物质等加工而成的冲调食品。但因为经过加工，所以鲜奶中的蛋白质、矿物质及维生素受到破坏，不过随着工艺的进展现在是配方奶粉居多，可以强化某种营养素，甚至人工调整营养素比例，达到想补什么就补什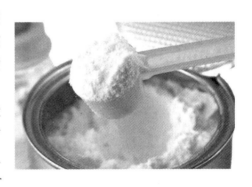么的目的。因此现在的奶粉种类多样，如全脂奶粉、低脂奶粉、脱脂奶粉、无糖奶粉、婴幼儿配方奶粉、中老年奶粉和女士奶粉等。奶粉具有种类多、容易冲调、方便携带、营养丰富等特点。

2.酸奶

酸奶是以牛奶为原料，经过巴氏杀菌后再向牛奶中添加有益菌（发酵剂），经发酵后，再冷却灌装的一种牛奶制品。酸奶不但保留了牛奶的所有优点，而且某些方面经加工过程还扬长避短，成为更加适合于人体的营养保健品。酸奶发酵过程中所产生大量的益生菌，长期食用可以调节和维护肠道菌群健康，增强免疫力，增加幽门螺杆菌的根除率，改善便秘。牛奶发酵形成酸奶的过程中，大部分蛋白质、脂肪和糖经过再分解，更容易被人体吸收，特别是牛奶中的乳糖被转化成乳酸和其他

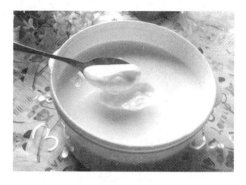

有机酸，对于牛奶乳糖不耐受的人，酸奶成为很好的选择。同时酸奶中B族维生素含量比牛奶高，钙的吸收率也更高。所以酸奶是预防骨质疏松、增强体质、防癌、抗衰老的美食佳品。酸奶中含多种酶，有促进胃液分泌、提高食欲、促进消化的功效，并且有降低胆固醇的作用。酸奶特别适宜血脂高、欲减重、便秘的人群饮用。需要特别注意的是酸牛奶和含乳饮料还有乳酸菌饮料是不同的概念，购买时一定要看清，含乳饮料和乳酸菌饮料都有别于真正的牛奶及酸奶。

3.奶干、乳酪

　　奶干或奶酪的做法是将取出奶皮的牛奶盛于桶内发酵，用布袋装起吊晾，用马尾或细线切成片状，置木板上晾晒数日即成，此为内蒙古名小吃之一。浓缩成的奶干，蛋白质含量很高，甚至可以达到50%，但是这些蛋白质基本都是酪蛋白。10斤（1斤＝500g）牛奶可浓缩成1斤奶饼，所出产的奶干无膻味，酸甜适中，营养全面，含有丰富的钙、铁、锌、维生素A和B族维生素，且富含乳酸菌，胆固醇含量低。奶酪能增进人体抵抗疾病的能力，增进代谢，加强活力，并保持肌肤健美。奶酪中的乳酸菌及其代谢产物对人体有一定的保健作用，有利于维持人体肠道内正常菌群的稳定和平衡，防止便秘和腹泻。奶酪中的脂肪和热量都比较多，但是其胆固醇含量却比较低，对心血管健康不会有很大影响。

　　奶制品营养丰富好吸收，但要适量。成人每日推荐食用奶制品＝液态奶300mL＝酸奶300g＝奶粉37.5g＝奶酪30g。

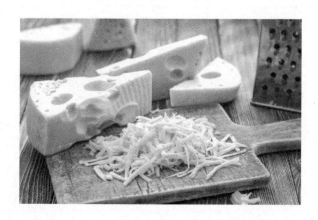

第十一节
蛋类及制品

蛋类属于动物性食物，主要有鸡蛋、鸭蛋、鹅蛋、鹌鹑蛋等，富含优质蛋白质、脂类、脂溶性维生素、B族维生素和矿物质等，是平衡膳食的重要组成部分。蛋类的营养价值高，各种营养成分较为齐全，食物蛋白质含量高且氨基酸组成更适合人体需要，利用率高。蛋类的营养成分相差不多，若评价应该主要从蛋白质、脂肪及胆固醇的角度来分析，如表5-2所示。

表5-2　蛋类营养成分

名称	能量/kcal	蛋白质/g	脂肪/g	碳水化合物/g	胆固醇/mg
鹅蛋	196	11.1	15.6	2.8	704
鹌鹑蛋（五香罐头）	152	11.6	11.7	0	480
鸭蛋	180	12.6	13	3.1	565
鸡蛋（白皮）	138	12.7	9	1.5	585
鸡蛋（红皮）	156	12.8	11.1	1.3	585
鹌鹑蛋	160	12.8	11.1	2.1	515
鸡蛋（土鸡）	138	14.4	6.4	5.6	1338

一、鹌鹑蛋

鹌鹑蛋又名鹑鸟蛋，鹌鹑蛋在营养上有独特之处，近圆形，个体很小，一般只有10g左右，但鹌鹑蛋的营养价值不亚于鸡蛋，故有"卵中佳品"之称。鹌鹑蛋是典型的高蛋白、低脂肪、低胆固醇的蛋类佳品，并且微量元素含量丰富，如维生素A 337μg，硫胺素0.11mg，核黄素0.49mg，维生素E 3.08mg，钙47mg，磷180mg，钾138mg，钠106.6mg，镁11mg，铁3.2mg，锰0.04mg，锌1.61mg，硒25.48μg，对代谢障碍性疾病有助益。鹌鹑蛋中氨基酸种类齐全，尤其是人体必需氨基酸含量丰富，还有高质量

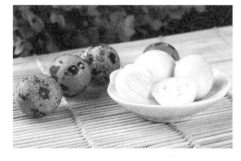

的脑磷脂、卵磷脂等人体必需成分，铁、核黄素、维生素A的含量均比同量鸡蛋高出2倍左右，而胆固醇却较鸡蛋低，日本《养鹑》一书曾把鹌鹑蛋与人参、蝮蛇并论为佳品，所以是各种虚弱者及老人、儿童及孕妇的理想滋补食品。并且鹌鹑蛋还含有能芦丁、来岂丁等物质。经证实，鹌鹑的肉和蛋可辅助调节肥胖型高血压、糖尿病等多种代谢障碍性疾病。一般3个鹌鹑蛋的营养素含量相当于1只鸡蛋。因此，鹌鹑蛋是心血管病患者的理想滋补品。

不过鹌鹑蛋胆固醇含量较其他种类的食物而言还是较高的，因此不宜多食，还是应该依照推荐量食用。

二、鸡蛋

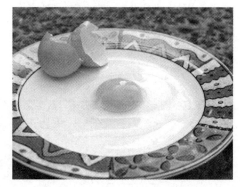

鸡蛋是日常最常食用的蛋类，食用方便，营养丰富，吸收良好。鸡蛋有很高的营养价值，是优质蛋白质、B族维生素的良好来源，脂肪含量较低，且柴鸡蛋和土鸡蛋的脂肪含量更低些，胆固醇（除土鸡蛋外）较鹌鹑蛋而言略高，还富含维生素A和矿物质。一个中等大小的鸡蛋大约50g，可提供6g左右的优质蛋白质，并且氨基酸模式良好，有利于人体吸收。

鸡蛋的结构简单，是由蛋壳、壳膜、蛋白、蛋黄、胚盘和卵黄系带组成。鸡蛋壳的主要成分是碳酸钙，占整个蛋壳质量的91%～95%，其含钙的成分与牛骨、小鱼干相同，此外，蛋壳中尚含约5%的碳酸镁以及2%的磷酸钙和胶质，是钙质的良好来源，因此很多用于补钙的保健品都采用鸡蛋壳作为原料。蛋白是壳下皮内半流动的胶状物质，体积占全蛋的57%～58.5%。蛋白中主要是卵白蛋白，其中含有人体必需的8种氨基酸，并与人体蛋白的组成极为近似，人体对鸡蛋白质的吸收率高达98%。蛋白中还含有一定量的核黄素、尼克酸、生物素和钙、磷、铁等物质。蛋白又分浓蛋白和稀蛋白。浓蛋白指靠近蛋黄的部分蛋白，浓度较高。稀蛋白指靠近蛋壳的部分蛋白，浓度较稀。蛋黄大多居于蛋白的中央，由卵黄系带悬于两极。蛋黄体积占全蛋的30%～32%，主要组成物质为卵黄磷蛋白，另外就是脂肪，其实每100g鸡蛋中含脂肪11.1g，大多集中在蛋黄中，以不饱和脂肪酸为多，脂肪呈乳融状，易被人体吸收。脂肪多属于磷脂类中的卵磷脂，除此外还有固醇类、蛋黄素以及含量较高的钙、磷、铁、硫、维生素A、维生素D及

B族维生素。这些成分对增进神经系统的功能大有裨益，因此，鸡蛋又是较好的健脑食品。

三、鸭蛋

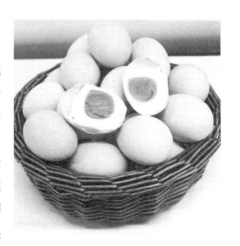

鸭蛋的结构组成与鸡蛋一致，营养成分也基本相同，蛋白质含量基本与鸡蛋一致，脂肪略高于鸡蛋，其微量元素及维生素的含量是每100g鸭蛋所含的叶酸125.4μg、胆固醇565mg、维生素A 261μg、硫胺素0.17mg、核黄素0.35mg、烟酸0.2mg、维生素E 4.98mg、钙62mg、磷226mg、钾135mg、钠106mg、碘5μg、镁13mg、铁2.9mg、锌1.67mg、硒15.68μg、铜0.11mg、锰0.04mg，与红皮鸡蛋均类似。在中医理论中，鸭蛋性味甘、凉，具有滋阴清肺的作用，入肺经、脾经；有大补虚劳、滋阴养血、润肺美肤等功效；适宜于病后体虚、高血压病等患者食用。

四、鹅蛋

鹅蛋与鸡蛋相同，也是根据饲养方式的不同有一些细微差别。鹅蛋的个头很大，每颗重225～280g，较一般鸡蛋约大4倍。鹅蛋表面较光滑，呈白色，其蛋白质含量低于鸡蛋；脂肪含量却高于其他蛋类，鹅蛋中也含有多种维生素及矿物质，但质地较粗糙，草腥味较重，食用感不及鸡鸭蛋。因此，并不常出现在饭桌上。

蛋类的营养丰富，吸收良好，但由于胆固醇含量高因此不宜过量食用。根据《中国居民膳食指南（2016）》，蛋类建议摄入量如表5-3所示。

表5-3 《中国居民膳食指南（2016）》蛋类建议摄入量

单位	幼儿/岁		儿童青少年/岁			成人/岁	
	2 ～	4 ～	7 ～	11 ～	14 ～	18 ～	65 ～
g/d	20 ～ 25	25	25 ～ 40	40 ～ 50	50	40 ～ 50	40 ～ 50
份/周	2 ～ 3.5	3.5 ～ 5.5	3.5 ～ 5.5	5.5 ～ 7	7	5.5 ～ 7	5.5 ～ 7

蛋类制品有松花蛋、咸鸭蛋和罐头类的即食食品。从营养成分角度讲，松花蛋所含的蛋白质的量甚至高过原材料即鸡蛋或鸭蛋，但是依旧不推荐大家经常食

用。若是健康人群在选择松花蛋时可以选择无铅松花蛋。而糖尿病、肝肾功能不全及心脑血管疾病的患者应该尽可能避免食用松花蛋，因为由于加工方式，蛋壳表面细菌量会大量增加，也会使蛋类本身的矿物质含量有所增加，更何况所谓的无铅松花蛋并不是不含有铅，只是将含铅量控制在可安全食用的范围内，因此同样会增加代谢负担，并不适用于本就有代谢障碍的

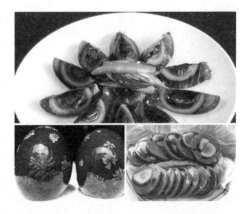

人群。咸鸭蛋虽然经过腌制加工后脂肪含量有所降低但是微量元素都有所增加，尤其是钠元素从原本的106g/100g升至2706.1g/100g，其余的钾、镁、磷、铁均有所升高，无形中大大增加了代谢负担，因此与松花蛋一样不建议有代谢障碍性疾病的患者食用。其余的蛋类即食食品因为需长期保存，厂家在生产加工时势必要高盐、高糖并加入防腐剂成分，因此虽然方便，但是如果有条件还是吃自己烹饪的蛋类食品，少食用那些经过加工的蛋品为好。

第十二节
鱼虾蟹贝类

糖尿病患者选择肉类可以参考如俗语那般："吃四条腿的不如吃两条腿的，吃两条腿的不如吃没有腿的。"换句话来说，吃畜肉类不如吃禽肉类，吃禽肉类不如吃鱼类。由此可见，鱼肉为首选，当然，这里的鱼类指的是水产品，特别是海产品，如海鱼、虾蟹、海藻、贝类等。

一、鱼类

鱼类特别是海产鱼，除含较多的蛋白质外，还含有具有降血脂和防止血栓形成的不饱和脂肪酸，如表5-4所示。有研究发现，糖尿病患者每周可吃2～3次鱼，有

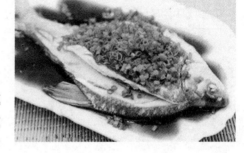

助于预防心脑血管疾病并发症。鱼虾类的矿物质含量比畜肉高。海产鱼富含微量元

表5-4 每100g鱼类部分营养素含量

名称	能量/kcal	蛋白质/g	脂肪/g	碳水化合物/g	胆固醇/mg
草鱼	113	16.6	5.2	0	86
鲫鱼	108	17.1	2.7	3.8	130
鲤鱼	109	17.6	4.1	0.5	84
黄鱼（大黄花鱼）	97	17.7	2.5	0.8	86
白鲢鱼	104	17.8	3.6	0	99
泥鳅	96	17.9	2	1.7	136
黄鱼（小黄花鱼）	99	17.9	3	0.1	74
鲷鱼	106	17.9	2.6	2.7	65
罗非鱼	98	18.4	1.5	2.8	78
黑鱼	85	18.5	1.2	0	91
鳗鱼，河鳗	181	18.6	10.8	2.3	177
鲈鱼	105	18.6	3.4	0	86
鳜鱼	117	19.9	4.2	0	124
青皮鱼	118	20.1	4.2	0	108
鲆（比目鱼）	112	20.8	3.2	0	81
鲅鱼	121	21.2	3.1	2.1	75
鳕鱼	88	20.4	0.5	0.5	114

注：引自食物成分表（2002）。

素碘。烹调鱼虾时加点醋，可使鱼骨变酥，可使钙、磷的利用增加。所以膳食指南推荐的优质蛋白来源之一为鱼类。如金枪鱼，金枪鱼肉含有较多的不饱和脂肪酸，尤其是ω-3脂肪酸，可改善胰岛素功能，维持糖代谢的正常状态，是适合糖尿病患者的肉类食品。金枪鱼所含的牛磺酸可以抑制交感神经的兴奋，降低血压与血胆固醇，预防动脉硬化；所含的EPA（二十碳五烯酸）是一种生物体调节物质，可使"坏"的胆固醇不易沉积，预防血栓形成。这些都有助于预防糖尿病心血管并发症，适合肥胖型糖尿病患者食用。同样含有较多ω-3脂肪酸的鱼类还有三文鱼，且三文鱼肉中钾的含量高达688mg/100g，比金枪鱼肉中的钾含量高近3倍，因此三文鱼更有助于防治心血管疾病。再有就是鳕鱼，鳕鱼肉中富含EPA和DHA，能够降低糖尿病患者血液中的胆固醇、甘油三酯和低浓度脂蛋白的含量，从而降低糖尿病并发心脑血管疾病的概率。鳕鱼中富含的多烯脂肪酸具有防止心血管病的功效，而且还能抗炎、抗癌、增强免疫，对大脑发育和记忆力的增长都有促进作用。鳕鱼中含有丰富的镁，对心血管系统有很好的保护作用，同时可防止游离钙沉积在血管壁上，因此有利于预防高血压、心肌梗死等心血管疾病。

由此可见，河鱼相比海鱼的蛋白质含量较低，脂肪含量相对较高。但是对于痛风患者而言，河鱼才是更好的选择。如鲫鱼肉中的蛋白质较多，脂肪含量较少；鲤鱼不仅含有较高的蛋白质，还含有较多的镁元素；鲢鱼不仅含有丰富的蛋白质，钙、铁、磷、钾、镁、硒等营养成分也较高。食用以上鱼类均有助于促进胰岛素的形成和分泌，维持血糖平衡。

二、海参

每100g海参的蛋白质含量为16.5g，脂肪0.2g，胆固醇51mg，钙285mg，镁149mg，硒63.93μg。由此可知海参中含有多种人体必需的微量元素，不仅如此，海参中含有的酸性黏多糖和海参皂苷具有激活胰岛β细胞活性、降低血糖的作用。海参的脂肪含量少、胆固醇含量低且氨基酸模式理想，有利于机体消化吸收，可有效

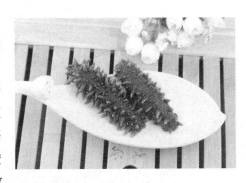

补充维生素和矿物质，调节代谢紊乱，从而有效预防糖尿病并发症的发生。海参还是钒元素含量最高的食物，钒元素可以参与血液中铁的输送，增强造血功能。但是海参属高蛋白食品，分解产物氨基酸多由肾脏排泄，所以肾功能不全的患者一次不可多吃。

三、虾

虾是一种生活在水中的节肢动物，属节肢动物甲壳类，种类很多，并且营养价值极高（表5-5），能增强人体的免疫力。海虾中含有多不饱和脂肪酸，是为大脑提供营养的美味食品，能使人长时间保持精力集中。虾、小龙虾、对虾含大量的维生素B_{12}，同时富含锌、碘和硒等微量元素，如表5-5所示。注意：虾的胆固醇含量较高，胆固醇偏高者不可过量食用。

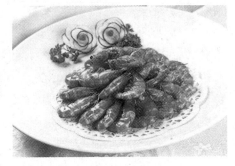

表5-5 每100g虾类部分营养素含量

名称	能量/kcal	蛋白质/g	脂肪/g	碳水化合物/g	胆固醇/mg
江虾（沼虾）	87	10.3	0.9	9.3	116
明虾	85	13.4	1.8	3.8	273
河虾	87	16.4	2.4	0	240
海虾	79	16.8	0.6	1.5	117
基围虾	101	18.2	1.4	3.9	181
东方对虾（中国对虾）	84	18.3	0.5	1.6	183
对虾	93	18.6	0.8	2.8	193
龙虾	90	18.9	1.1	1	121
虾皮	153	30.7	2.2	2.5	428
虾米（海米，虾仁）	198	43.7	2.6	0	525

四、蟹类

蟹类肉味鲜美，有丰富的蛋白质、钙、磷、铁和维生素，主要供食用，如表5-6所示。脂肪含量较低，对身体有很好的滋补作用。蟹中含有较多的维生素A，对皮肤的角化有帮助。

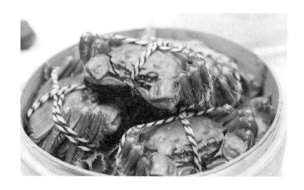

表5-6 每100g蟹类部分营养素含量

名称	能量/kcal	蛋白质/g	脂肪/g	碳水化合物/g	胆固醇/mg
海蟹	95	13.8	2.3	4.7	125
河蟹	103	17.5	2.6	2.3	267
踞缘青蟹（青蟹）	80	14.6	1.6	1.7	119
梭子蟹	95	15.9	3.1	0.9	142
蟹肉	62	11.6	1.2	1.1	65

五、贝类

贝类属软体动物门中的瓣鳃纲（或双壳纲）。因一般体外披有1～2块贝壳，故名。常见的牡蛎、贻贝、蛤、蛏等都属此类。贝类的肉质肥嫩，鲜美可口，营养丰富，如表5-7所示。含有丰富的蛋白质，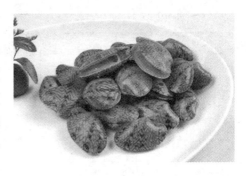还有较多的钙、铁、碘和维生素A等营养元素。尤其是鲍鱼，鲍鱼营养价值极高，富含丰富的球蛋白及二十种氨基酸。

表5-7 每100g贝类部分营养素含量

名称	能量/kcal	蛋白质/g	脂肪/g	碳水化合物/g	胆固醇/mg
鲍鱼	84	12.6	0.8	6.6	242
蛏子	40	7.3	0.3	2.1	131
赤贝	61	13.9	0.6	0	144
河蚌	54	10.9	0.8	0.7	103
河蚬（蚬子）	47	7	1.4	1.7	257
牡蛎	73	5.3	2.1	8.2	100
生蚝	57	10.9	1.5	0	94
扇贝（鲜）	60	11.1	0.6	2.6	140
鲜贝	77	15.7	0.5	2.5	116
蛤蜊	62	10.1	1.1	2.8	156
花蛤蜊	45	7.7	0.6	2.2	63
毛蛤蜊	97	15	1	7.1	113
螺蛳	59	7.5	0.6	6	86
田螺	60	11	0.2	3.6	154
鲍鱼	84	12.6	0.8	6.6	242
蛏子	40	7.3	0.3	2.1	131

水产品具有较高的营养价值，其共同特点主要为提供优质蛋白、不饱和脂肪酸和人体所必需的微量元素。并且水产品肉制细腻、味道鲜美、容易消化，对糖尿病患者来说适量选用水产类食品，对稳定血糖、尿糖及防止并发症很有益。但是有部分水产品胆固醇较高，因此还是要有选择地适量食用。根据中国居民膳食指南推荐，每周食用鱼类280～525g且动物性食物应优先选择鱼禽类。

第十三节

小吃、甜点

本类食物是指各种传统的特色或风味小吃和甜点。小吃包括面茶、炒肝、凉皮等；甜点包括月饼、蛋糕及各种酥饼等。这些食物由于受地域、民族和市场因素的影响，在配方和成分上存在很大的不固定性。此类食物大多是蛋白质含量低、脂肪含量高，且大多属于饱和脂肪，部分小吃的胆固醇含量也较高，此类食物所含的热量普遍偏高，但是维生素含量均较低。

在此类中大家日常食用率较高的一类是蛋糕。其中包括蛋清蛋糕、西式蛋糕、蒸蛋糕、奶油蛋糕等。在这些蛋糕中不推荐的是奶油蛋糕，除了热量高、脂肪含量高外，主要因为其含有大量的反式脂肪酸，而过多地摄入反式脂肪酸可使血液胆固醇增高，从而增加心血管疾病发生的风险。因此糖尿病患者为避免并发心血管疾病应尽可能避免食用奶油蛋糕。如果很喜欢吃蛋糕的患者可以选择蒸蛋糕。蒸蛋糕是中国著名小吃，它一般以鸡蛋、面粉、糖为原料，色泽淡黄，呈海绵状，富有弹性，甜松绵软，具有蛋香风味。还有一款是奶香蒸蛋糕，它的原料是鸡蛋、低筋面粉、糖、牛奶（或奶粉）。这两款蛋糕的蛋白质含量略高于其他品种的蛋糕，脂肪含量中等，不含有饱和脂肪，只是糖的含量略高，若购买则应选择无糖蒸蛋糕，无糖并非没有糖，而是以木糖醇代替砂糖的形式。当然最好还是自己动手烹饪，不仅因为此款蛋糕制作简单，并且这样才可以更好地控制糖的摄入量。

还有一类是地方小吃类，如陕西的凉皮、武汉的热干面、四川的凉面、山西的刀削面等，此类食物能量高、碳水化合物高、脂肪含量高，可以当正餐吃，但是配料单一，营养素含量不全面，如蛋白质含量较低，维生素及微量元素也较低，偶尔食用可以，如果作为长期的选择，虽然方便却容易造成营养不良。还有一类地方小吃以蛋白质为主，如白水羊头、炒肝、卤煮火烧、羊杂汤等，此类食品虽然蛋白质含量高，但是胆固醇含量也很高，含有维生素A较多，但是脂溶性维生素不宜摄入过多，因此，此类食物也不可经常食用。如果是健康人群一月可以食用2～3次，若有代谢综合征的患者尽量不要选用。最后一类，我们常常选择早餐食用，如煎饼和豆腐脑，煎饼的优点在于脂肪、蛋白质、碳水化合物配比较为合理，如果选择则应在煎饼中加入一些新鲜蔬菜，另外酱类不要过多。豆腐脑或豆花类选用时注意糖尿病合并肾功能不全的患者不适合食用。

另外就是酥皮点心或地方点心，如京八件、驴打滚、艾窝窝、蜜三刀、糍粑等，此类食物不适合糖尿病患者食用。其原料以糯米为主，并在制作过程中加入猪油或牛油等，如果经常食用不仅不利于控制血糖，还会对血脂造成影响，增加代谢负担。需要注意的是，此类食物不仅不适合糖尿病患者，健康人群也不宜经常食用。

最后一类就是传统风俗小吃，如元宵、汤圆、粽子和月饼等。此类食物是标志着中国传统节日的风俗习惯，一般有着良好的寓意，它们不仅是一种食物，更有一种引领节日气氛的作用。近年来，市场上推出了很多健康汤圆和养生月饼等商品，这些商品大多数是蔬菜汁的汤圆皮或者五谷杂粮馅的月饼，但实际上无论是什么馅料，制作方法都不会有太大的变化。因此，此类食品依旧是高糖、高盐、高脂的食物，依旧不适合代谢综合征患者。但是为了让所有人都能感受到节日的气氛，可以少量食用一些无糖产品。就算是选择了咸味的月饼或汤圆，仍然不要忘记看看食品配料表有没有砂糖。最重要的是，一定要控制摄入量。

特色小吃是中国饮食不可缺少的一部分。每个地区都有着其独特的小吃，被称为当地的特色小吃，这些食物不仅是食物，还代表着当地的饮食文化，因此此类食物大多是作为零食或下午茶点而不是正餐。但也因为这种特性，此类食物会增加代谢负担，不适合糖尿病、心脑血管疾病及有代谢综合征的患者。

第十四节
速食食品

生活节奏愈来愈快的社会使我们自然走进了"速食年代"。速食年代是指过度推崇速度和效率的时代。随着生活节奏加快，由于工作或学习繁忙没有时间去认真吃一顿饭，人们的饮食习惯也开始发生了变化，往往选择用速食食品解决自己的三餐。速食食品如今颇受欢迎的，比如超市里的半成品（即已搭配好、调好味道的食材，买回家后只需在锅中翻炒，即可食用），还有很多快餐店食品，再有就是方便面、八宝粥、饼干等，于生活中确实添加了不少方便，殊不知，速食食品中通常有很多防腐剂以维持食品的稳定性，如果长期食用，不仅营养不均衡，身体的健康还会受到影响。

一、麦片

在速食食品中比较适合糖尿病患者的食品是麦片。麦片以原料来分可分为燕麦片、荞麦片、大麦片和小麦片四种。以燕麦片为例，燕麦片是燕麦粒轧制而成，呈扁平状，直径约相当于黄豆粒，形状完整。经过处理的速食燕麦片有些散碎感，但仍能看出其原有形状。燕麦煮出来高度黏稠，这是其中的β-葡萄糖健康成分所带来的，它有降血脂、降血糖、易饱腹的效果。牛奶与燕麦片煮成（或泡成）的燕麦粥集牛奶与燕麦的优点于一体，含有丰富的蛋白质，也含有膳食纤维、钙和脂溶性维生素等营养物质，有利于降糖。但在超市购买燕麦片时需要注意的是要购买纯的燕麦片，不要购买"营养麦片"，因为虽然营养麦片的成分标签上标注钙、铁、蛋白质等营养成分，但是这样的商品中燕麦成分却很少，此麦片中添加了很多奶精、糖等添加剂，且奶精以饱和脂肪为主，所以不仅不利于健康，反而极大地有损于健康。

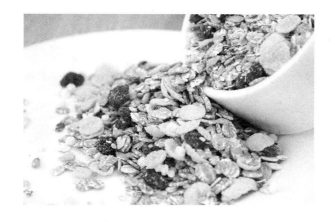

二、方便面

方便面又称泡面或即食面，是一种可在短时间内用热水泡熟食用的面制食品。方便面是通过对切丝出来的面条进行蒸煮、油炸，让面条形状固定，食用前以开水冲泡面饼，溶解调味料，便可食用的即食方便食品。方便面的主要成分是小麦面粉、棕榈油、调味酱和脱水蔬菜叶等。多吃方便面不利于健康，主要有

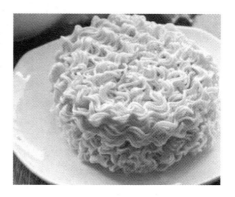

以下几个原因：一是油脂含量高，因为大部分方便面都采用油炸的方法对面块进行干燥，调料包中也含有大量的油脂。二是含有一定的添加剂。方便面中一般都加入了抗氧化剂，但它只能减慢氧化速度，推迟酸败时间，并不能完全有效地防止酸败。含油脂的食品酸败后会破坏营养成分，产生过氧脂质，并有哈喇味。长期过量的过氧脂质进入人体后，对身体的重要酶系统有一定的破坏作用，还会促使人体早衰。对于糖尿病患者而言，方便面的调味料盐量过多，酱包及面饼本身含油量较多，并且血糖生成指数较高，因此不建议糖尿病患者食用。如若必须食用，则应该选择非油炸的方便面，并且在泡面时不要再加火腿肠或卤鸡蛋等含钠较高的食物，搭配一些新鲜蔬菜较好。

三、饼干类

最早饼干是以长期的航海或战争中的紧急食品的概念传播。饼干类包含饼干、曲奇饼干、苏打饼干等。饼干平均含蛋白质量中等，但脂肪含量较高。曲奇类饼干含有较多的胆固醇和饱和脂肪酸，因此，不建议代谢紊乱的患者食用。若有需要，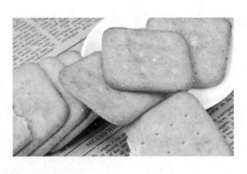
在选购饼干时一定要认真看包装上的配料表和营养标签。如果配料中添加了牛奶、坚果、粗粮或豆类，则可以提高饼干的营养价值。应尽可能选择全麦饼干、消化饼干或苏打饼干。

四、速食粥

速食粥即八宝粥等开盖即食或者经开水冲泡可直接食用的粥类。八宝粥的种类很多，有木糖醇营养八宝粥、红枣八宝粥、紫米八宝粥、燕麦八宝粥等。"八宝粥"的选料特点决定了"八宝粥"营养丰富、全面。"八宝粥"采用的原料除了大米或糯米外，还添加小米、豆类、核桃仁、花生仁、红枣、桂圆、莲子、山药、枸杞子等，是蛋白质互补作用在食物中的典型应用。谷类缺乏赖氨酸，而豆类赖氨酸含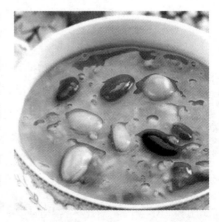

量比较高；小米中含亮氨酸比较多；各种坚果类富含人体必需脂肪酸以及各种微量元素和多种维生素；五谷杂粮混合煮粥可以充分发挥氨基酸的互补作用，取长补短，提高蛋白质的利用率。对于健康人来说，偶尔吃些八宝粥还是很好的，当然如果不是速食食品而是自己煮的粥就更好了。但是对于糖尿病患者而言，八宝粥是不适合的。糖尿病患者本就不适合喝粥，由于粥类食物容易消化吸收，进入血液速度较快，会引起血糖升高，此类食物的血糖生成指数和血糖负荷都较高，所以糖尿病患者不宜多喝粥，自然包括八宝粥。

总的来说，速食食品的食材不够新鲜，结构并不均衡，也做不到少油，并含有较高的胆固醇，且属于高盐高糖的食品，显然，此类食物并不适合糖尿病患者。

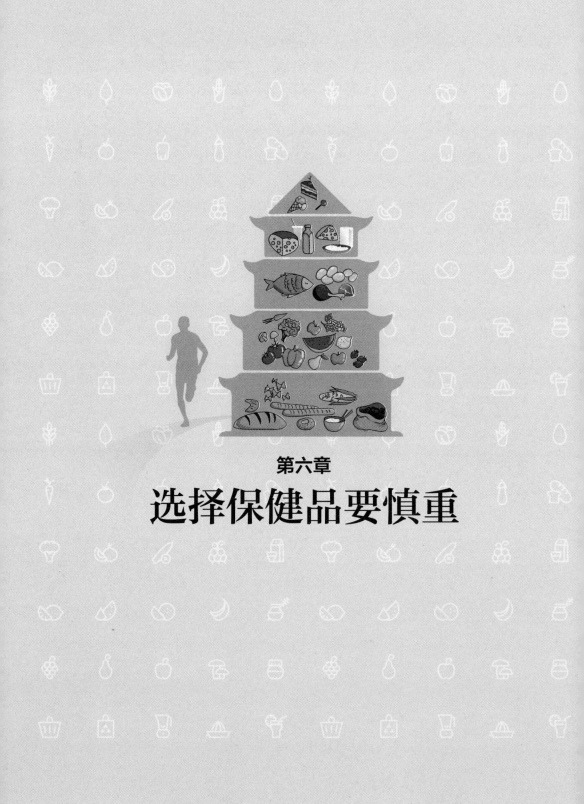

第六章

选择保健品要慎重

第一节

那些听上去很美的传说

1962年Neel提出糖尿病的"节俭基因型"理论，从进化论的角度解释了如今2型糖尿病等如此高发的原因——人体调节血糖的水平往往偏向于高血糖的现象，是因为低血糖对身体的伤害远远超过了高血糖的危害，血糖过低瞬间可致人晕倒，而高血糖对机体造成的生存危害往往需要15～20年的时间才能表现出来，因此血糖短时间适当地偏高有利于人类的生命活动和生存。然而，聪明的节俭基因万万没想到的是，人类这么快就进入物质极大丰富的时代，曾经帮助我们祖先在饥荒年代幸存下来的节约优势如今却成为了"现代富贵病"之一"糖尿病"高发的不幸累赘。如今糖尿病患者的阵容日渐庞大，平均每10人中就有1人是糖尿病患者，5人处于糖尿病前期。糖尿病患者大多数是中老年人，生活习惯、行为模式早已根深蒂固，因为患有糖尿病而被迫要改变生活方式甚至比疾病本身更令人痛苦，再加上长期服药和逐渐出现的糖尿病并发症的身心折磨，使他们对广告宣传中神奇的疗效噱头和病友间流传的那些听起来很美的传言，就像苦海中出现了渴盼已久的希望之舟，不纷纷跃上才怪，然而殊不知这些只是一个个危险的旋涡而已，跳进去不但金钱打了水漂，也必然要加速赔上自己的健康。

好吧，我们这就来看看这些惑众谣言的真面目！

一、根治糖尿病

1.骗局一：秘方、偏方

这是最大胆也是最击中患者心坎的一句谎话，有些广告打出"糖尿病根治秘方"及"中药偏方根治糖尿病"等宣传，打出包治愈、停用胰岛素/降糖药、只需×个疗程这样的旗号。实际上，糖尿病是一种全身慢性进行性疾病，除少数继发性糖尿病外，原发性糖尿病是不能根治的终身性疾病，更不会有什么"神药"或保健品几个疗程包治愈的可能。而且，GB 16740—1997《保健（功能）食品通用标准》第3.1条将保健食品定义为："保健（功能）食品是食品的一个种类，具有一般食品的共性，能调节人体的功能，适用于特定人群食用，但不以治疗疾病为目的。"所以在保健产品的宣传上，也不能出现有效率、成功率等相关的词语。保健食品不能直接用于治疗疾病，它是人体机理调节剂、营养补充剂。所以，选购保健品一旦出现治疗效果等声称，绝对是不合法的，患友们要牢记这一点。

2. 骗局二：新技术、新成果

还有案例是某些患者因听信小广告而大量购买假药，导致血糖波动严重。这种广告常打着所谓"××科学研究所"、"××研究所"、"××获奖者最新成果"等招牌，给其产品穿上华丽外衣，然后再举个子虚乌有的"成功治愈"案例，宣称使用一段时间即可停口服降糖药或停用胰岛素，最后保证无效退款，再奉送一系列奖品，从而逐渐得到中老年患者的信任，但是最后却让患者人财两空。我们发现有些保健品推销商也玩起了类似的花招。如果分析保健品内添加的成分就会发现，其实里面非法添加了一些控制血糖的常见临床药物，如二甲双胍等，而且剂量不准确，容易引起血糖波动过大。另外，所谓"研究机构"和"科研成果"也都是根本不存在的。

3. 骗局三：再生胰岛

有些广告传单中宣称，其产品可"再生胰岛"。事实真如此吗？魏琼介绍，国外曾有动物实验发现，胰腺中生成胰岛素的胰岛β细胞完全被破坏后，胰腺中其他细胞可救急、"变身"为胰岛β细胞。这一发现表明，胰岛β细胞有可能再生。但这只是尚处于研究阶段的动物实验，目前还未应用于临床，人体细胞是否有此效应尚不明确。还有些糖尿病治疗仪器，宣称可以"电磁唤醒胰岛β细胞"，重新激活胰岛素分泌，从而根治糖尿病等，这些也是骗人的。

4. 骗局四：植物胰岛素

"西药伤肝伤肾，中药机理说不清。而我们这种产品是从天然苦瓜中提炼，具有生物活性的口服植物胰岛素，绝对没有任何毒副作用，也不会产生依赖性，百分之百纯天然，并且对1型、2型糖尿病都适用……"这些广告语，看似有理，实则漏洞百出。"植物胰岛素"本身就是个不存在的名词。商家说从苦瓜里可提取出"胰岛素"，完全没有任何科学依据。苦瓜虽是利于糖友的健康食品，但最多只能说是辅助降糖，完全依靠这种食物来控制血糖是不现实的。

所以，打持久战是糖友必须做好的思想准备，很多需要终身采取降糖和控糖措施。采用生活方式干预、服用药物或注射胰岛素配合，不要抱有任何不切实际的幻想。不法分子正是摸准了糖尿病患者的这些急迫心理，趁机诈骗敛财。因此，虽然正规治疗是慢功夫，不容易坚持，但那些貌似取巧的"妙招大招"往往会使您搬起石头砸自己的脚。

二、保健品降糖

可能有些患者心里还是嘀咕，是药三分毒，长期服用降糖药会不会有什么副作用，一直注射胰岛素会不会产生"依赖"或者"成瘾"，这些想法促使他们"投靠"了保健品的队伍。国内有学者调查发现，高达75.5%的糖尿病患者自行使用过保健品进行治疗，其中66.3%的糖尿病患者曾在服用保健品的同时停用了其他化学类口服降糖药，这都说明了糖尿病患者服用保健品的普遍性和盲目性。目前市面上一些保健品就打出了降糖保健的旗号，我们并不完全否认这些保健品的某些功效，但是不少产品是在胡乱炒作概念，存在成分标记不明或违规添加降糖药物等问题，以及自身产品降糖证据不充分却谎称可以代替降糖药或夸大降糖效果等。

此类保健品最擅长挖的陷阱莫过于"降糖无忧、吃喝不愁"了。

对于普通人来说，想吃就吃、想喝就喝并不是什么难事，但对糖尿病患者来说，这就是个梦想。有一则广告是这样做的，请来许多所谓的糖尿病患者，一个一个讲述他们想怎么吃就怎么吃的"幸福生活"，大吃冰淇淋、奶油蛋糕等绝对不适合糖尿病患者的食物。最后，这些患者们一致认为，是某保健品让他们重新找回了吃的快乐。

如果推销员只是浮夸"不用控制饮食"的神奇效果，绝口不提保健品中的具体有效成分，您服用后有明显的降糖效果，就要小心了，里面肯定添加了某类降糖药物。国内有调查显示，只有24.7%及32.2%的患者听说过保健品非法添加西药成分及知晓不正确服用保健品会有不良反应。通常非法添加有降糖药物的保健品通常要求患者短期内大量服用，因此虽然患者不控制饮食，但因为西药的作用，血糖也不会立刻升高。但是，对于糖尿病患者来说，短期降糖是没有意义的，关键是保持血糖长期稳定。而且，胡乱吃此类保健品还可能会引起低血糖。用了您不知道的临床已淘汰的药物，当蓄积到一定量时会造成肝肾损害，甚至酸中毒，要知道这可是要命的事儿啊！

第二节

正确认识保健品的降糖功效

有数据显示，目前大约有8000多种保健品上市，其中有350多种保健品具有辅助降血糖的功能。我们前面已说过，很多糖尿病患者服用保健品其实是很盲目的，很容易听信一些传言。因此在选择保健品之前，我们应该用科学的知识细致了解这些保健品，而不要把保健品吃成"迷魂药"。

广大患者在选择保健品之前，首先要明白保健品是一种经过科学验证、适宜于特定人群食用的、具有调节机体功能的无毒无害的食品。保健品不能以治疗疾病为目的，这是保健品和药品的本质区别，所以糖尿病患者在选择保健品时首先要把握的一点是：保健品在某些疾病状态下可以使用，但绝对不能代替药物的治疗作用。

目前市场上常见的糖尿病保健品中有明确研究证据支持的主要有以下几类。

一、膳食纤维，肠道护卫

不可溶性膳食纤维类食品，如添加膳食纤维的饼干、魔芋粉等。

膳食纤维是指不能被人体消化酶分解的多糖类及木质素。膳食纤维是一种不能被人体消化的碳水化合物，过去一直以为它没有任何用处，只是食物的"废渣"，冠以了"粗纤维"的名称，但越来越多的研究证实，它对维护我们的身体健康发挥了重大作用。以是否溶解于水中分为两个基本类型：水溶性膳食纤维与非水溶性膳食纤维。纤维素、半纤维素和木质素是三种常见的非水溶性膳食纤维，存在于植物细胞壁中；果胶和树胶等属于水溶性膳食纤维，存在于自然界的非纤维性物质中。膳食纤维的主要特性和功能主要有以下几点。

① 吸水作用。膳食纤维有很强的吸水能力或与水结合的能力。此作用可使肠道中粪便的体积增大，加快其转运速度，减少其中有害物质接触肠壁的时间。

② 黏滞作用。一些膳食纤维具有很强的黏滞性，能形成黏液性溶液，包括果胶、树胶、海藻多糖等。

③ 结合有机化合物作用。膳食纤维具有结合胆酸和胆固醇的作用。

④ 阳离子交换作用。其作用与糖醛酸的羧基有关，可在胃肠内结合无机盐，

如钾、钠、铁等阳离子形成膳食纤维复合物，影响其吸收。

⑤ 细菌发酵作用。膳食纤维在肠道易被细菌酵解，其中可溶性膳食纤维可完全被细菌酵解，而不溶性膳食纤维则不易被酵解。膳食纤维酵解后产生的短链脂肪酸如乙酸、丙酸和丁酸均可作为肠道细胞和细菌的能量来源，促进肠道蠕动，减少胀气，改善便秘。

膳食纤维可改善机体对胰岛素的感受性，从而调节糖尿病患者的血糖水平。另外，增加膳食纤维摄入量可有效调节血脂，这对糖尿病患者也是非常有利的。

二、"维"所欲为，"微"妙控糖

B族维生素对人体能量的代谢非常重要，所以其充足与否对糖尿病患者的血糖水平有很大的影响。

微量元素中现在最多见的是三价铬，把三价铬作为功能因子的辅助降血糖保健食品很多，特别是进口保健食品，因为有研究认为，三价铬是糖耐量因子的主要组成部分，可以作为胰岛素正常工作时不可缺少的一种元素，参与了人体能量代谢并维持正常的血糖水平。但是应该注意的是，铬在人体的吸收率很低，而且六价铬可能对人体还有很大的危害。

硒作为人体必不可少的微量元素，对糖尿病有着极其重要的治疗作用。由于糖尿病是一种慢性疾病，其治疗的过程是长久且繁杂的。硒是构成谷胱甘肽过氧化物酶的活性成分，可以防止胰岛 β 细胞氧化破坏，并使其功能正常，促进糖代谢以及降低血糖和尿糖。那么补硒如何治疗糖尿病呢？硒最重要的生物学功能是抗氧化，消除自由基。补充适当的硒有助于改善胰岛素自由基防御系统和内分泌细胞的代谢功能，这为预防糖尿病并发症提供了新依据。另外，硒也可以通过改善糖尿病血液黏滞性增高的状态，延缓糖尿病并发症发生，改善糖尿病预后。此外，硒除了产生胰岛素样作用外，还有与胰岛素协同的作用，这使得硒在糖尿病发病机制中的作用更为引人注目。不过硒的需要量不多，糖尿病患者日常补硒完全可以通过多吃一些富含硒的食物来满足，如鱼、香菇、芝麻、大蒜、芥菜等。

三、植物黄酮类等

黄酮类化合物是一类存在于自然界的、具有2-苯基色原酮结构的化合物。它们分子中有一个酮式羰基，第一位上的氧原子具碱性，能与强酸成盐，其羟基衍生物多呈黄色，故又称黄碱素或黄酮。黄酮类化合物在植物体中通常与糖结合成苷类，小部分以游离态（苷元）的形式存在。绝大多数植物体内都含有黄酮类化合物，它在植物的生长、发育、开花、结果以及抗菌防病等方面起着重要的作用。生长在南太平洋所罗门群岛中的原珍向天果这种野生植物同样含有丰富的黄酮化合物成分，具有广泛的药用功效。《马来西亚草药目录》中记载，向天果味苦、涩，性凉，果解热、收敛，种仁强壮，其种子主治糖尿病、高血压。目前研究发现，利用植物黄酮类控制血糖，主要机制可能在于以下几个方面。

① 保护胰岛 β 细胞免受损伤并促进 β 细胞再生。植物黄酮类主要通过抗氧化、抗炎等机制而起到保护胰岛 β 细胞的作用。越来越多的证据表明，糖尿病与氧化应激相关，共同土壤学说认为，氧化应激是胰岛素抵抗、糖尿病和心血管疾病的共同发病基础。已有研究表明，糖尿病患者体内自由基升高与血糖升高有关，而自由基、脂质过氧化及低密度脂蛋白氧化性改变等参与糖尿病的进一步发展。植物黄酮类成分具有显著的抗氧化作用，不仅能清除体内自由基，还可清除酶类所不能清除的自由基，包括寿命较短的羟自由基和脂类有机物自由基，从而起到保护胰岛 β 细胞免受自由基损伤的作用。酮的降糖作用主要是通过促进胰岛 β 细胞释放胰岛素。可见植物黄酮类成分改善糖尿病的功效与保护胰岛 β 细胞免受损伤、促进胰岛 β 细胞再生或修复受损的 β 细胞以及促进胰岛 β 细胞释放胰岛素有密切关系。

② 抑制 α- 葡萄糖苷酶活性，延缓肠道对葡萄糖的吸收。植物黄酮类抑制小肠内 α- 葡萄糖苷酶的活性，阻断碳水化合物分解成单个葡萄糖，延缓肠道内壁细胞对葡萄糖的吸收，从而抑制进食后出现的高血糖并降低空腹血糖的水平。许多植物黄酮成分可以作为 α- 葡萄糖苷酶抑制剂，从而延长碳水化合物的消化时间，使餐后血糖升高的幅度降低，达到降血糖的目的。如大豆提取的大豆异黄酮对 α- 葡萄糖苷酶有较强的抑制作用，通过抑制 α- 葡萄糖苷酶来实现降血糖作用，这点类似于降糖药阿卡波糖的功效。

③ 提高机体对胰岛素的敏感性。目前研究认为，2 型糖尿病的病理生理改变是胰岛素抵抗伴随胰岛素分泌不足，而胰岛素抵抗是 2 型糖尿病的主要始发因素。胰岛素抵抗是指胰岛素产生的生物学效应低于正常水平或靶细胞对胰岛素的敏感性下降。胰岛素抵抗是贯穿于 2 型糖尿病整个发生、发展过程中的重要因素。在胰岛素抵抗状态初期，机体为了保持内在环境稳定和血糖正常，代偿性地增加胰岛素的分泌。随着病情的恶化，机体表现出高血糖症和高胰岛素血症。研究证实，部分黄酮类可以提高机体对胰岛素的敏感性。增加机体对胰岛素的敏感性，不仅可降低血糖，同时还可以减轻胰岛 β 细胞的负荷，防止 β 细胞的过量凋亡，阻止病情恶化。

④ 促进外周组织对糖的利用。脂肪与肌肉是机体摄取葡萄糖的重要场所。分

布于骨骼肌、脂肪及心肌中的葡萄糖转运因子4（GLUT4）是受胰岛素调控的葡萄糖摄取载体。GLUT4的表达减少、易位受阻及含GLUT4的囊泡不能与细胞膜融合或已融合但GLUT4活性降低等因素与胰岛素抵抗的发生有着密切关系。研究证实，部分黄酮类化合物可通过促进外周组织中GLUT4的表达来增加对葡萄糖的摄取，纠正糖代谢紊乱而改善糖尿病。

虽然此类研究较多，但由于黄酮类化合物在体内的作用具有复杂性，其作用机制多处于动物实验阶段，临床报道很少。某些保健品虽然言之凿凿地声称其功能可靠，但是我们一定要明白要控制血糖，依赖保健品是不靠谱的。

另外，糖友们一定要明白，血糖不是降得越快越好，也不是越低越好。根据自己的病情，把血糖控制在合理范围内，维持血糖稳定才是最合理的。因此，选择保健品，我们必须牢记以下几点。

① 认准标识。不管什么样的保健品，只要是经过了国家卫生部统一审批，在其产品外包装上都会印上"保健食品"的绿色标识，保健品的批号应该是"卫食健字"，这说明其在调节血糖上确实有一定作用，但在功效上只是"调节血糖"而不能以"降糖"命名，更不能声称有治疗作用。

② 警惕虚假广告的宣传。有的保健品打着根治糖尿病的招牌，说什么只要吃了这种保健品，立马可以不限饮食，不必运动，停用降糖药物，糖尿病就根治了。有些不法商人会在保健食品中加入降血糖的西药成分，要特别注意。一般来说保健食品效果比较慢、作用比较缓，如果降血糖效果太好，那应该怀疑有西药成分。

③ 保健品并非人人皆宜。糖尿病一旦确诊，要去专科医师处诊疗，制订治疗方案，定期复查。选用保健品一定要谨慎，三思而后行，拿不准的信息可以到医院请内分泌科或营养科医生来辨别，以免带来身体和经济的双重损失。

④ 正规渠道、相信名牌。这两点起码能保证保健品的质量经过了市场和监察的考验，比杂七杂八的其他产品靠谱一点。

最后再强调一下，糖尿病患者可在接受正规糖尿病治疗的基础上，适当选用具有辅助控制血糖、调节血脂的保健品，一般没有必要把选择保健品作为糖尿病治疗的首选方案，每个糖尿病患者的情况不尽相同，如果要选择保健品，请先咨询医生或相关专业人员，不可盲目选择，选择保健品的原则是确定产品是国家有关部门正式批准的产品，能保证安全性，按规定食用，不要超量使用。

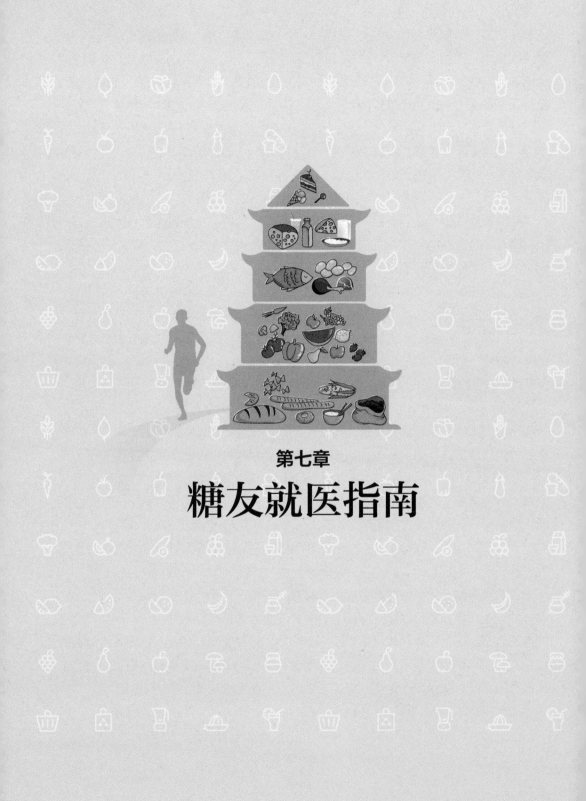

第七章

糖友就医指南

第一节

得了糖尿病该如何就医

没有确诊糖尿病之前，如果您属于糖尿病高危人群，如存在以下情况，就得注意定期就医以筛查是否患有糖尿病。

① 年龄≥45岁；体重指数（BMI）≥24者；以往有IGT或IFG者；或糖化血红蛋白位于5.7%～6.5%。

② 有糖尿病家族史者。

③ 有高密度脂蛋白胆固醇（HDL）低（＜0.9mmol/L）和（或）甘油三酯高（＞2.8mmol/L）者。

④ 有高血压（成人血压≥140/90mmHg）和（或）心脑血管病变者。

⑤ 年龄≥30岁的妊娠妇女有妊娠糖尿病史者；曾分娩巨大婴儿（≥4kg）；有不能解释的滞产者；有多囊卵巢综合征的妇女。

⑥ 常年不参加体力活动。

⑦ 使用如糖皮质激素、利尿药等。

一般而言，糖尿病高危人群至少每年2次查血糖和胰岛功能（C肽分泌试验），及时发现血糖异常问题，早诊、早治，防止隐患。如果要就医的话还得注意以下问题。

1.糖尿病典型症状和迹象

糖尿病典型症状为"三多一少"，即多饮、多尿、多食和消瘦，当然很多人症状并不明显，如果体检发现空腹血糖或者餐后血糖水平过高，家里直属亲戚有糖尿病患者，或者本人肥胖、有妊娠糖尿病史、分娩巨大儿史等情况，就必须注意定时就医检查了。

2.注意明确您的医保类型

糖尿病是一种慢性疾病，需要长期治疗，医疗负担较重，但国家各种医保如新农合、城镇居民医保等都已涵盖。就医前请准备好相关证件（身份证、医保卡等），

145

看清窗口再挂号。

3.先看门诊，必要时住院

就医应该先去门诊挂号，未确诊者明确诊断，确诊者由门诊医师评估病情后，再决定是否需住院进一步治疗。

4.就诊前注意事项

建议就诊前一天晚8点起禁食，就诊当天选择8：00 ~ 9：00时段空腹就诊，方便检查空腹血糖水平，这是判断是否患有糖尿病或者糖尿病病情的一个重要指标。

5.糖尿病应该挂哪个科室的号

挂号科室首选内分泌科，老年人是2型糖尿病的高发人群，一般也可以选择老年病科。

6.预习医生常见问诊内容

就诊前了解一下内分泌医生常见问诊内容，做好准备，以免现场遗忘重要病情细节，延误诊治。针对糖尿病，医生一般都会问以下问题：

① 描述就诊原因（从什么时候开始，有什么不舒服）。

② 体重下降多少，饮食每日多少，比平时增加多少，体重与饮食的关系。

③ 每日尿量多少，多尿与饮水的关系如何。

④ 不适的感觉是否由明显的因素引起?

⑤ 有无心悸、怕热、性情改变等伴随症状?

⑥ 大便、睡眠情况。

⑦ 是否到过医院就诊，做过那些检查，检查结果是什么?

⑧ 治疗情况如何?

⑨ 有无药物过敏史?

⑩ 家中是否有糖尿病患者?

做好必要准备，就可以去医院就诊了。糖尿病是一种比较容易确诊的疾病，所以不必纠结是否必须去大医院、三甲综合医院诊治，一般医院是可以解决的。

第二节

如何监测血糖

在糖尿病的综合治疗中，血糖监测与药物治疗、饮食治疗、运动治疗、精神治疗一起被称为"五驾马车"。而且血糖监测可判断糖代谢紊乱的程度，评价生活方式干预包括饮食、运动以及药物治疗的有效性，对优化血糖管理、制订个体化治疗方案具有重要意义。住院期间，一般由护士来完成监测血糖的工作，而平时就要依靠糖友们自己监测血糖了，一般而言，血糖自测主要有以下几大优点。

一、自测血糖的优点

① 可随时反映血糖水平。

② 为调整用药或制订有效的治疗方案提供可靠依据。

③ 可监测是否真的发生了低血糖。

④ 比测尿糖准确。

⑤ 患者有了血糖仪自测一般不必住院治疗。但定期去糖尿病专科与医生交流病情还是必要的，特别是出现血糖过高或者波动过大的情况时。

近年来，糖尿病患者自我检测血糖正在被越来越多的人所接受。微量血糖监测仪的普及给广大患者带来了诸多便捷。那么，对于糖友而言，日常生活中应该如何监测血糖呢？

二、自测血糖的要求

自我血糖监测是最基本的血糖监测形式。近年来的研究表明，在轻中度高血糖患者中，餐后高血糖起主要作用，而随着糖尿病的恶化，餐前高血糖的作用逐渐占主导地位。根据2007年《中国2型糖尿病防治指南》的建议，监测血糖大概有以下几点要求。

① 未服降糖药者或者病情稳定或已达血糖控制目标时，有些轻型糖尿病患者，仅通过饮食控制和体育活动血糖控制良好者，可以不服降糖药。但血糖应定期监测，可每周监测1 ~ 2次，包括空腹和餐后2h血糖。

② 正在用口服降糖药治疗者，可选择不同时段进行监测。如空腹血糖、早餐后2h或午餐后2h，也可抽测晚餐后血糖，每周监测2～4次。

③ 胰岛素治疗者在治疗开始阶段每日至少监测5次，达到治疗目标后每日监测2～4次，仍以空腹或餐后2h为主。要摸清患者是否发生过苏木杰反应或黎明现象？可监测凌晨3时血糖。

④ 血糖控制差的患者或病情危重者应每天监测4～7次。

⑤ 随机监测，围术期、围生期、感冒发热、加班工作、出门旅游以及治疗中更换药物，可临时监测血糖。

听了以上介绍，可能有些糖友第一印象就是"这么麻烦"，笔者曾经接诊过一位注射胰岛素的患者，他一周就监测一次血糖，每次监测血糖还都挺达标，可是到医院一检查，才发现空腹血糖、餐后血糖和糖化血红蛋白水平都高，这就不得不提到自我血糖监测存在的局限性，它无法完整反映全天血糖谱，存在监测"盲区"，所以勤监测是必需的，不要怕麻烦，每次血糖监测只能反映这个时间点的血糖情况，多点开花、动态监测才能及时捕获血糖问题，免得长时间浑然不知，导致更危险的糖尿病并发症。除了做好自我监测外，我们还需知道下面两种血糖监测的方式。

三、长期控制要测糖化血红蛋白

仅仅监测手指血糖是不够的，因为它具有瞬时性，不能反映一段时间血糖的总体水平，因此，我们推荐糖尿病患者每3个月测一次糖化血红蛋白（HbA1c）。因为它可以反映这3个月血糖的总体状况，如果说手指血糖是"小测验"的话，那么HbA1c就是"期中考"。"期中考"的成绩也将作为下一步方案调整的重要依据。

HbA1c是长期血糖控制最重要的评估指标，也是临床决定是否需要调整治疗的重要依据，代表既往2～3个月的平均血糖水平。由于糖化血红蛋白水平不受短期生活方式改变以及上一次进餐时间的影响，可以任何时间采血，因此，在治疗之初至少每3个月检测一次，一旦达到治疗目标可每6个月检查一次。但是，HbA1c对调整治疗后的评估存在"延迟效应"，不能反映糖尿病患者发生低血糖的风险及血糖波动的特征。

还有一个与此类似的指标是糖化血清白蛋白值，它反映的是糖尿病患者测定前2～3周血糖的平均水平。糖尿病患者降糖治疗过程中，糖化血清白蛋白浓度的变化早于糖化血红蛋白的改变，故对治疗方案调整后短期疗效的评估，其临床参考价值要优于糖化血红蛋白。但糖化血清白蛋白也不能精确反映糖尿病患者发生低血糖的风险，也不能反映血糖波动的特征。

四、动态血糖监测系统

这是近年来投入临床使用的一种新型的血糖监测系统，通过探头感知组织间液的葡萄糖浓度来反映血糖水平。血糖记录器每10s，从探头获取1次信号，每5min计算出一个平均值并进行存储，每天能够获得288个血糖值，可以发现重要的波动趋势，进而精确地评价波动产生的原因，帮助糖尿病患者特别是血糖波动较大的1型糖尿病患者发现许多平时不易发现的高血糖和无症状性低血糖，为优化治疗方案提供依据。

第三节

血糖仪的选和用

一、怎么挑选血糖仪

1.看测试原理

血糖仪的原理主要分两种：光化学法和电化学法。光化学法的血糖仪类似CD机，有一个光电头，测试速度比较慢，采血量大。电化学法的血糖仪测试速度快，误差范围在正负0.2mmol/L。正常使用的情况下，血糖仪不需要校准。

2.看采血方式

血糖测试时所用的血糖试条与各品牌血糖仪是专用配套的，在各品牌之间不能通用。目前市场上的血糖试条有两种采血方式：滴血式和虹吸式。滴血式的血糖试条，测试时需要血样多，需要将血样滴加到试条上，血滴太多、太少或者位置不准确都会影响测试值。采用虹吸自动吸血方式的血糖试条，需要血样少，加样量可以自动控制，试纸有能显示血液是否适量的确认点，操作简单，也可避免加血样误差，进而保证测试结果的准确性。

3.测试模式及按钮

血糖仪的测试模式是非常重要的。测试过程全自动是指插入血糖试条能自动开机，加入血样后进入测试程序显示测试结果，拔出试条后自动关机并将测试结果自动存储。这种血糖仪使用简单，有助于提供更准确的测试结果。有时病友需要对血糖仪进行必要的校正与调整、存储结果的查询以及删除存储结果等操作，因而，血糖仪具有适当数量与大小的、功能区分清晰的按钮是很有必要的。

4.看仪器运行情况

比如采血针使用是否便利、需要血量的多少、仪器读数的时间、显示屏的大小与清晰度、电池的更换方便与否、外表是否美观、仪器大小如何等。

5.看服务

应了解血糖仪的保修期、保修项目及其他售后服务，以及试纸的供货情况。好的血糖仪，售后非常完善，更有保修甚至包换的服务。

6.看价格

很多人觉得在血糖仪选购中价格不是最重要的，关键是质量。实际上，试纸的价格更重要。仪器是一次性的费用，但试纸的购买是长期的。选择能稳定长期供应并且价格实惠的试纸，可以节约不少支出。不可盲目地寻找稀少种类的血糖仪而忽视试纸的供应，这一点糖尿病患者一定要重视。

7.看功能

购买时要注意记忆容量大小以及是否附带时间和日期等功能。因为，没有时间和日期的储存结果会导致无法分辨餐后血糖和空腹血糖值。另外，测试后进行测试结果的记忆存储有助于了解病友一段时间内的血糖变化。因而，适当的存储容量是非常必要的。

家用微型血糖仪逐步普及，给患者掌握病情和指导用药带来了极大方便。许多糖尿病患者过度依赖家用血糖仪，不再定期去医院复查血糖，这是不对的。虽然血糖仪具有体积小、使用方便、采血量少、检测快等优点，但它确实也存在许多不足之处，而且不去医院全面定期检查也不利于糖尿病的控制与预后。

二、血糖仪使用不当的问题

1.没有系统学习使用方法

便携式血糖检测仪（简称血糖仪）以其携带方便、操作简单、能够较为准确地检测血糖水平，为居家个人和基层社区医生长期、有效监测和控制糖尿病患者个体血糖水平提供较好的参考依据，得到广大糖尿病患者和基层社区医务人员的一致好评。然而由于使用者大多为老年患者或非检验专业的人员，缺乏专业性的规范指导，以至于检测结果往往与实际血糖水平有一定差距，从而贻误病情。

2.试纸条使用不当

日常生活中，人们容易忽略血糖仪代码与试纸代码的匹配问题，导致血糖测值出现偏差，甚至出现延误病情的严重后果。故测试前首先必须确认血糖仪与试纸条包装盒上的代码匹配。此外，血糖仪需电力充足条件下方可正常运行，必要时，需及时更换新电池。

3.血糖监测仪保存不当

血糖仪使用过程中，不可避免地会受到环境中灰尘、纤维、杂物等的污染，特别是测试区有血液、潮湿空气容易吸附在仪器的光路上，这些都会严重影响检测结果。因此血糖仪在使用过程中，要注意周围环境。保存在10~40℃、相对湿度20%~80%的环境中，同时应该防尘、防潮、防电磁干扰，定期清洁、校正和保养机器。

4.仪器没有定期进行校正

血糖仪校正是利用模拟血糖液检查血糖仪和试纸相互间运作是否正常。需做血糖仪校准的情况有：新购买的血糖；新的试纸条；测量结果有误；测试结果与自我感觉有差异时。只要定时对使用的血糖仪进行校正，就能得到准确有效的血糖值，从而反映出糖尿病患者的身体情况。

5.其他因素对血糖测定的影响

有关研究发现，对于低血压、红细胞增多症、脱水等患者，血糖仪测量值偏低。贫血者血糖仪测量值偏高。血液黏度发生改变或血液内细胞及其成分含量异常，均影响血糖仪测量值。因此，不能用快速血糖仪监测血糖变化，以免耽误治疗。此外，维生素C是强还原剂，可还原血糖试纸在反应中产生的过氧化氢，从而使血糖测定结果偏低。同时应该注意，快速血糖仪测定血糖浓度范围只能在33mmol/L以内，血糖值过高时快速法测定不可靠。

三、做好使用前准备工作

1.血糖仪的校准及方法

血糖仪在第一次使用时、使用新一瓶试纸时、怀疑血糖仪或试纸出现问题时、血糖仪摔跌后都必须进行校准。校准方法：使用已知浓度的模拟血糖液校准。模拟血糖液在开瓶后3个月内有效，不宜储存在温度大于或等于30℃的环境中，也不宜冷藏或冷冻。

2.血糖仪应保持清洁

血糖仪测试区内不能有血渍、灰尘等污染物。宜用软布蘸清水轻轻擦拭，不用清洁剂或酒精等有机溶剂清洁血糖仪。

3.血糖仪在使用前应检查事项

测血糖前应检查血糖仪是否功能正常，电量是否充足；血糖试纸是否保存在20 ~ 30℃、干燥阴凉的地方，在效期内是否干燥，有无裂缝和折痕等；确保血糖仪上的号码（批号）与试纸号码（批号）一致等。

四、血糖仪怎么使用才规范

开始使用时可以请内分泌科护士或者医生帮助监测，并认真学习血糖仪规范操作方法。

① 操作前，应洗手、备齐并检查相关用物（包括血糖监测仪、匹配的血糖试纸、采血针头、刺指笔、消毒棉签、消毒液、记录本和笔、污物桶、锐器盒、干洗手液等）。根据手指表皮的厚度选择采血针。消毒（75% 乙醇）手指皮肤待干。去掉保护帽，将末端紧压皮肤，摁下按钮（图7-1）。

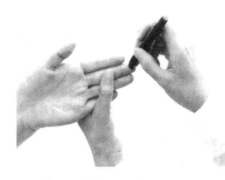

图7-1 检查和消毒患者手指，消毒液待干后采血

② 采血时，注意交替轮换采血的部位，不要长期刺扎一个地方，以免形成瘢痕。在手指侧边采血疼痛较轻，而且血量足（图7-2）。弃去第一滴血液，将第二滴血液置于试纸上指定区域。

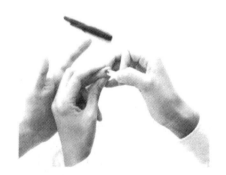

图7-2 翻转患者手指，轻轻挤压手指两侧，使血量足，忌过分按摩和用力挤血

③ 从仪器上取下试纸。将测试区侧面紧贴血滴吸血，观察血液布满测试区即试纸测试区完全变成红色（图7-3）。用试纸吸取血液后，应用干棉签轻压手指针眼，采血后充分压迫止血1 ~ 2min，将采血针头弃于锐器盒。

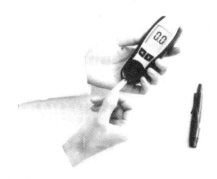

图7-3 立即将试纸插入血糖仪，读取血糖值时不挪动试纸条或晃动血糖仪

④ 每次监测完毕，血糖监测结果登记在血糖监测表上，做到血糖值测量的及时准确（图7-4）。

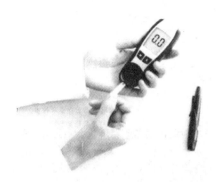

图7-4　在记录本上记录血糖值和监测时间

⑤ 出现血糖异常结果时应当采取以下措施：重复检测一次；采取不同的干预措施；必要时复查静脉生化血糖。

也可以在熟悉血糖仪使用的基础上，自己按照图7-5所示操作步骤开始自我监测。

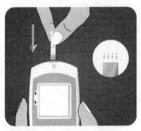

a. 插入试条无需调码

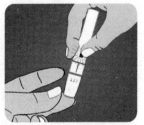

b. 采血笔采血

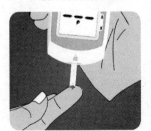

c. 自动吸血

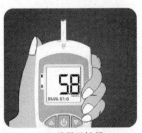

d. 5s后显示结果

测试前	测试中	测试后
*按摩采血部位	*一次性吸取足量血样	*记录测试结果
*清洁采血部位（用肥皂和温水洗手）	*测试中不要移动试纸和血糖仪	*试纸与针头丢弃至封闭容器
*切勿挤压采血		*测试用品存放在干燥清洁处

图7-5　使用血糖仪自我监测

五、血糖仪如何保养才科学

① 存放位置。血糖仪要放置在干燥清洁处，正常室温下存放即可，避免摔打、沾水，勿让小孩、宠物触及、玩耍。血糖仪允许运作的温度是10 ~ 40℃，相对湿度是20% ~ 80%，太冷、太热、过湿均会影响其准确性。另外，避免将仪器存放在电磁场（如移动电话、微波炉等）附近，否则影响读数的准确性。

② 检测血糖。测试血糖时，不可避免会受到环境中灰尘、纤维、杂物等的污染，特别是检测时不小心涂抹在其上的血液，都会影响测试结果，因此要定期清洁和保养机器，清除血渍、布屑、灰尘。

③ 清洁。清洁时，应用软布蘸清水擦拭，不要用清洁剂清洗或将水渗入血糖仪内，更不要将血糖仪浸入水中或用水冲洗，以免损坏。对测试区的清洁一定要注意，擦拭时不要使用酒精等有机溶剂，以免损伤其光学部分。当然，如果是生物传感器型的血糖仪就不存在这个问题。

血糖仪的使用和维护是一个系统工程，只有掌握正确的使用和保存方法，才能保证血糖监测的准确性，以免延误病情。

第四节

检查指标

糖尿病的检查采样一般是患者的血液和尿液，检查项目包括血糖在内主要需关注下述指标。

一、血液检查

1.血糖监测

血糖是诊断糖尿病的唯一标准。有明显"三多一少"症状者，只要一次血糖异常即可诊断。无症状者诊断糖尿病需要两次异常血糖值。可疑者需做75g葡萄糖耐量试验。糖尿病患者要根据具体情况决定检查血糖的频率和时间。在患病初期、调整治疗方案或改变饮食、运动规律时，应适当增加监测次数。

2.肝肾功能

许多2型糖尿病患者往往同时存在肥胖、血脂紊乱、脂肪肝及肝功能异常，故还应做肝功能和肾功能检验。

3.血脂检查

糖尿病患者常伴有血脂紊乱，表现为甘油三酯、总胆固醇、低密度脂蛋白胆固醇水平升高，高密度脂蛋白胆固醇水平降低，这容易引起动脉粥样硬化，造成各种心血管疾病，在血糖控制不良时尤为明显。

4.糖化血红蛋白（HbA1c）和糖基化血清蛋白（GHb）测定

HbA1c是葡萄糖与血红蛋白非酶促反应结合的产物，反应不可逆，可稳定反映取血前8～12周的平均血糖水平，是判断血糖控制状态最有价值的指标。建议2～3个月检测一次。

GHb是血糖与血清白蛋白非酶促反应结合的产物，反映取血前1～3周的平均血糖水平。

5.口服葡萄糖耐量试验（OGTT试验）

当一个人的空腹血糖或餐后2h血糖比正常人偏高但还达不到糖尿病的诊断标准时，就需要做OGTT试验，以明确其是处于糖耐量受损阶段还是糖尿病。

6.胰岛功能测定

胰岛功能测定包括胰岛素释放试验（IRT）和C肽释放试验（CPRT）。该试验是通过测定患者的空腹及餐后各个时点的胰岛素以及C肽的分泌水平和曲线特点，了解胰岛功能的衰竭程度，并协助判断该患者所患糖尿病的类型。

7.细胞自身抗体检查

细胞自身抗体检查包括谷氨酸脱羧酶抗体（GA-DA）、胰岛素抗体（IAA）、胰岛细胞抗体（ICA）等的检查。做该类检查主要用于明确糖尿病患者的疾病类型。1型糖尿病患者的这些抗体往往呈阳性，2型糖尿病患者则正好相反。上述指标中，GA-DA在糖尿病患者的血中出现得早且持续时间长，对诊断最有意义。

二、尿液检查

1.尿微量白蛋白定量

糖尿病肾病是糖尿病常见的慢性并发症。尿微量白蛋白定量、肾功能等检查有助于早期发现糖尿病肾病。

2.尿糖

尿糖常为阳性。血糖浓度超过肾糖阈（160 ~ 180mg/dL）时尿糖阳性。但是血糖达到糖尿病诊断标准时，尿糖也可呈阴性。因此，尿糖测定不作为诊断标准。

3.尿酮体

酮症或酮症酸中毒时尿酮体阳性。

第五节

自己看懂化验单

很多糖尿病患者"三多一少"的典型症状都不十分明显，因此糖尿病的早期诊断更多地依赖于相关的临床检验结果。而且由于糖尿病是一种慢性疾病，需要长期就诊或者住院治疗，这时候提前了解一些化验单的相关常识，对于糖友们而言，有百利而无一害。

那么，学习化验单（图7-6），我们要关注什么呢？

No	项目	结果		单位	参考值
1	空腹血糖（GLU0）	9.6	↑	mmol/L	3.7 ~ 5.6
	餐后2h血糖（GLU120）	18.4		mmol/L	3.3 ~ 7.8
	空腹胰岛素（INS0）	21.0	↑	μU/ml	1.5 ~ 15
	餐后2h胰岛素（INS120）	47.7		μU/ml	3 ~ 60
	空腹C肽（CP0）	1.220	↑	nmol/L	0.48 ~ 0.78
	餐后2h C肽（CP120）	2.070		nmol/L	1.34 ~ 2.50
2	糖化血红蛋白A1c（HbA1c）	8.90	↑	%	4.52 ~ 6.1

图7-6 糖尿病诊断化验单样例

一、异常指标

一般在结果之后会标出检验项目是否正常，↑表示检验结果高出参考值范围，↓表示检验结果低于参考值范围，这些都提示该项化验项目可能存在问题（如图7-6所示），特别要注意的是异常指标只是一个警示，而非绝对有临床意义，需要医生结合多项检查和临床症状予以判断。以血糖为例，可能血糖值大于5.67mmol/L，但还没有高于6.17mmol/L，也就不用过于担心，因为糖尿病分型有很多种，只有空腹血糖大于7mmol/L以上，才能诊断为糖尿病。

二、糖尿病常见化验指标解读

1.血糖

临床上所说的血糖是指血浆中的葡萄糖。空腹血糖（FPG）是指隔夜空腹（至少8～10h除饮水外未进任何食物）于早餐前抽静脉血所测的血糖，它间接反映基础胰岛素的分泌功能；餐后2h血糖（P2hPG）则可间接反映胰岛β细胞的储备功能。

判断标准如下。

空腹血糖≥7.0mmol/L和（或）餐后2h血糖≥11.1mmol/L即可诊断为糖尿病；空腹血糖在6.1～7.0mmol/L为空腹血糖受损（IFG），餐后2h血糖在7.8～11.1mmol/L为糖耐量受损（IGT）。空腹血糖受损和糖耐量受损统称为糖尿病前期。

作为糖尿病患者，理想情况下血糖应控制在：空腹血糖＜6.1mmol/L，餐后2h血糖＜8.0mmol/L。

2.葡萄糖耐量试验（OGTT）

健康人在一次食入大量葡萄糖后，血糖浓度仅为暂时性轻度升高，2h后可恢复到正常水平，此谓人体的耐糖现象。给受试者测定空腹血糖后，口服75g葡萄糖，之后分别在半小时、1h、2h及3h采血测血糖，并画出相应的血糖－时间曲线，即为口服葡萄糖耐糖量试验。

正常值：空腹血糖3.9～6.1mmol/L，血糖在口服葡萄糖0.5～1h达高峰，峰值＜8.89mmol/L，2h后血糖＜7.8mmol/L，3h后血糖恢复正常。

葡萄糖耐量试验对糖尿病具有很大的诊断价值。对空腹血糖正常或可疑升高及餐后2h血糖可疑升高等疑有糖尿病者，均需依赖葡萄糖耐量试验才能做出最终诊断。一般而言，下列人群需进行OGTT：①年过45岁；②肥胖或者超重者；③有糖尿病家族史；④合并高血压、高血脂、冠心病、脑卒中、间歇性跛足者；⑤有妊娠糖尿病可能；⑥分娩过超过4kg的新生儿；⑦多囊卵巢综合征；⑧空腹血糖 > 5.6mmol/L；⑨睡眠呼吸综合征；⑩有黑棘皮病者。但葡萄糖耐量试验不能用于评估糖尿病控制情况。

3.糖化血红蛋白和糖化血清蛋白

血糖水平受饮食、运动量、情绪、药物的影响而经常波动，因此，化验一次血糖只能反映采血那一刻的血糖水平，不能反映采血前一段时间内的平均血糖水平。

糖化血红蛋白可以反映采血前2～3个月的平均血糖水平，其正常值为4%～6%。我国糖尿病指南要求，糖尿病患者应将糖化血红蛋白控制在6.5%以下。

糖化血清蛋白反映的是此前2～3周内的平均血糖水平，其正常值为1.5～2.4mmol/L。

对于血糖波动较大的糖尿病患者，了解其平均血糖水平更有意义。但糖化血红蛋白不能用于糖尿病的诊断，也不能用糖化血红蛋白和糖化血清蛋白化验结果来指导每日降糖药物的用量。

4.尿糖

正常情况下，尿液中只含有微量的葡萄糖，尿糖检查呈阴性。当血糖增高到一定程度（≥8.96～10.08mmol/L）时，肾脏的肾小管就不能将尿液中的葡萄糖全部回吸收，尿糖就会增高呈阳性，化验单上用"+"表示。

一般情况下，尿糖可以反映出血糖的情况。但尿糖还受许多其他因素的影响，有时血糖与尿糖并不完全一致。例如：当患者有肾脏疾病时，由于肾糖阈增高，患者尽管血糖很高，尿糖却往往阴性；再如，妊娠期妇女肾糖阈往往减低，尽管血糖不高，尿糖也可呈阳性。因此，尿糖结果仅供参考，而不能作为糖尿病的诊断依据。

5.胰岛功能测定试验

主要用于了解胰岛β细胞的功能状态，协助判断糖尿病类型并确定治疗方案。通常包括以下两种。

胰岛素释放试验：口服75g葡萄糖或馒头2两，测定餐前及餐后血浆胰岛素水平。空腹正常胰岛素值为5～25μU/mL，服糖后1h上升为空腹的5～10倍，3h后恢复至空腹水平。1型糖尿病患者胰岛素分泌严重缺乏，餐后胰岛素分泌也无明显增加，胰岛素释放曲线呈无反应型或低平曲线。2型糖尿病早期，空腹及餐后胰岛素水平可正常甚至略高，但胰岛素分泌高峰往往延迟至2～3h后出现；2型糖尿病晚期，由于患者胰岛β细胞功能趋于衰竭，其胰岛素分泌曲线可与1型糖尿病相似。在指导用药方面，如果胰岛素分泌量不低，说明主要问题是胰岛素抵抗，治疗上应控制饮食、加强锻炼、减肥，选择改善胰岛素抵抗的药物（如双胍类或噻唑烷二酮类药物等）；如果胰岛素分泌严重缺乏，则应及时加用胰岛素治疗。

C肽释放试验：C肽是胰岛素原最后生成胰岛素时的等分子离解产物，因此，测定C肽可以间接反映自身胰岛素的分泌情况。健康人空腹血浆C肽值为0.8～4.0μg/L，餐后1～2h增加4～5倍，3h后基本恢复到空腹水平。本试验的意义与胰岛素释放试验相同。血清C肽测定可以排除外源性胰岛素的干扰，能更准确地反映患者自身胰岛β细胞的分泌功能。

6.尿微量白蛋白（UAER）

糖尿病患者常易并发肾脏损害，如不及时发现和治疗，会逐渐发展为尿毒症。早期糖尿病肾病，尿常规检查尿蛋白常为阴性，易被忽略，待尿常规中出现尿蛋白时，肾脏病变往往已不是早期。尿微量白蛋白测定是反映早期肾损害的敏感指标，尿微量白蛋白超过30mg/24h或20μg/min，则提示有早期肾损害。此时如能严格地控制血糖、血压并配合其他治疗，肾功能多半可以恢复正常。

7.血、尿酮体

重症糖尿病患者由于胰岛素严重缺乏及糖利用障碍，造成脂肪分解，产生大量酮体并在血中堆积，引起糖尿病酮症酸中毒，如不能及时发现和救治，可危及患者生命。尿酮体检查是筛查试验，结果阳性也可能是由于不能进食或呕吐造成的；结果阴性也不能完全排除酮症，故准确性较差。可靠的试验是测定血中的β-羟丁酸含量，超过0.5mmol/L就提示有糖尿病酮症。

8.糖尿病相关抗体

糖尿病相关抗体包括谷氨酸脱羧酶抗体（GADA）、胰岛细胞抗体（ICA）和胰岛素自身抗体（IAA），主要用于糖尿病的分型。健康人以及2型糖尿病患者这三种抗体均呈阴性，1型糖尿病多呈阳性。这三种抗体中，谷氨酸脱羧酶抗体诊断价值最高，其阳性率高达90%且可持续多年。

9.血脂

糖尿病是一种代谢紊乱综合征，除血糖高外，往往还伴有血脂代谢异常等，共同构成了糖尿病慢性并发症的高危因素。

糖尿病患者的血脂控制应比一般人更加严格。我国糖尿病学会要求，糖尿病患者血脂应控制在：总胆固醇 < 4.5mmol/L，甘油三酯 < 1.5mmol/L，高密度脂蛋白胆固醇 > 1.1mmol/L，低密度脂蛋白胆固醇 < 2.5mmol/L。

第六节
糖尿病患者应该常做的检查

糖尿病的慢性并发症才是"幕后杀手"的警讯，对于老病友来说，也许已经谨记在心了。但对于很多新糖友来说，别只盯着血糖，要尽快做并发症筛查，主要有四个方面：血管、眼部、肾脏和神经，并保证每年都要查一次。

大量证据显示糖尿病并发症会不知不觉地侵犯患者的心、脑、肾、眼及神经等全身性大血管和微血管，有统计显示，因并发症死亡的糖尿病患者中，60% ~ 70%都是死于心脑血管疾病。因此，每年做血管检查，看看血管有无病变，能早期发现并发症的蛛丝马迹。

另外，视网膜和肾脏也是人体内最容易受到糖尿病危害的组织，这些病变在初期根本没症状，只有通过检查才能发现。眼部检查主要指眼底检查。前面已经讲过的尿白蛋白则是用来检测肾脏病变的，尿中若出现微量白蛋白，说明肾脏已经受损。神经病变则可通过10g尼龙丝联合128音叉来筛查。总而言之，糖友们一定要谨记在监测血糖的同时，定期到医院根据医生的评估做相关检查以筛查并发症。

一、您可能会做到的检查

1.心脏及下肢血管检查

对糖尿病患者而言，没有心脏病症状不等于心脏没有问题，及时做心电图和心脏超声检查十分必要。常规心电图检查可以发现各种心律失常并了解心肌供血情况。此外，下肢血管超声及造影可以了解有无下肢动脉硬化或狭窄，以及及早发现糖尿病足。

2. 血压检查

糖尿病患者高血压发病率比一般人高2～6倍，糖尿病患者的血压控制理想目标是120/80mmHg左右。

3. 眼科检查

糖尿病可引起视网膜病变，严重者可失明，故应定期和常规进行眼底检查。眼科检查可发现糖尿病性视网膜病变、白内障，这些病变可引起视力逐渐下降、视物模糊或者突然失明。

4. 肺部CT或X线胸片检查

糖尿病患者的肺结核发病率比非糖尿病患者高3～4倍，胸部X线片可以明确是否同时合并肺结核或肺部感染。

5. 心脏、腹部B超检查

可了解糖尿病患者有无糖尿病性心肌病、胆囊炎、胆结石、肾脏病变、胰腺钙化或结石等。

6. 骨密度测定

有助于发现骨质疏松症。特别是绝经期后的女性要注意检查。

7. 神经科检查

用10g单尼龙丝进行触觉检查，可以早期发现糖尿病性周围神经病变。另外，做立位、卧位血压测量可以判定有无直立性低血压。肌电图检查可了解有无神经病变。

8. 头颅CT检查

患者一旦出现手脚不灵便、意识改变、口角歪斜、喝水呛咳等，应做头颅CT检查，以明确有无脑出血或脑梗死。

二、检查化验前注意事项

① 患者检查前一天晚饭后至第二天检查前不再进食药物，过夜空腹10 ~ 14h，可以饮水。

② 抽空腹血后口服含75g葡萄糖的溶液300mL或吃100g馒头，准确记录服糖水或吃馒头后的时刻，分别于半小时、1h、2h、3h准时抽血。

③ 检查过程中不能进食，勿服药物。

④ 试验前三日必须正常活动、正常饮食。

⑤ 疾病和创伤，如发热、急性心脑血管病等，使机体处于应激状态，可使血糖暂时升高，糖耐量减低。应待病愈后恢复正常活动时，再做此试验。

⑥ 药物影响，如皮质激素、生长激素可升高血糖，而乙醇、甲巯咪唑、单胺氧化酶抑制剂可降低血糖。

做检查前，一定要关注这些注意事项，或者提前咨询专业人员，免得白跑一趟。就诊时要详述自己饮食、运动、服药、睡眠、病史等情况，数据越详细，医生判断您的病情越准确。

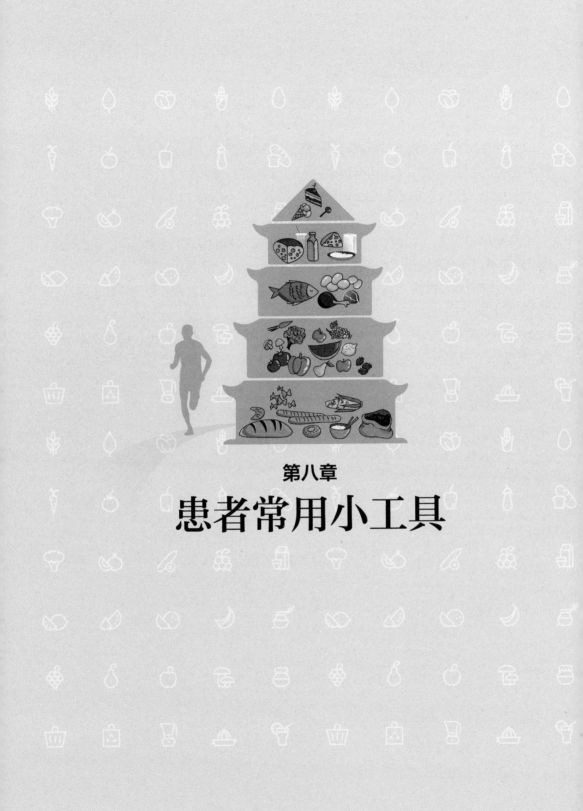

第八章

患者常用小工具

第一节
食物的生糖指数表

食物的生糖指数表见表8-1～表8-4。

温馨提示：此节所提供的工具表格的含义及使用方法详见第四章第四节。

表8-1　低血糖指数食物（GI＜55）

食物	GI	食物	GI
混合膳食		粗的硬质小麦扁面条	46
猪肉炖粉条	16.7	加鸡蛋的硬质小麦扁面条	49
饺子（三鲜）	28	75%～80%大麦粒面包	34
米饭+鱼	37	50%大麦粒面包	46
硬质小麦粉肉馅馄饨	39	混合谷物面包	45
包子（芹菜猪肉）	39.1	含水果干的小麦面包	47
馒头+芹菜炒鸡蛋	48.6	50%～80%碎小麦粒面包	52
馒头+酱牛肉	49.4	45%～50%燕麦麸面包	47
饼+鸡蛋炒木耳	52.2	80%燕麦粒面包	45
谷类粮食		黑麦粒面包	50
大麦粒（煮）	25	稻麸	19
整粒黑麦（煮）	34	全麦维（家乐氏）	42
整粒小麦（煮）荞麦	41	玉米面粥	50.9
荞麦方便面	53.2	玉米糁粥	51.8
荞麦（煮）	54	豆类	
黑米	42.3	大豆罐头	14
即食大米（煮1min）	46	大豆	18
含直链淀粉高的半熟大米（煮、黏米类）	50	五香蚕豆	16.9
强化蛋白质的意大利式细面条（煮7min）	27	扁豆	38
意大利式全麦粉细面条	37	冻豆腐	22.3
白的意大利式细面条（煮15～20min）	41	豆腐干	23.7
线面条（通心粉面，实心，约1.5mm粗）	35	炖鲜豆腐	31.9
通心粉（管状空心，约6.35mm粗，煮5min）	45	红小扁豆	26

续表

食物	GI	食物	GI
绿小扁豆	30	牛奶（加糖和巧克力）	34
四季豆	27	牛奶蛋糊（牛奶+淀粉+糖）	43
高压处理的四季豆	34	低脂冰淇淋	50
绿豆	27.2	饼干	
绿豆挂面	33.4	达能牛奶香脆	39.1
粉丝汤（豌豆）	31.6	达能闲趣饼干	39.1
干黄豌豆（煮，加拿大）	32	燕麦粗粉饼干	47.1
青刀豆（加拿大）	39	水果及水果制品	
黑眼豆	42	樱桃	22
罗马诺豆	46	李子	42
根茎类食品		柚子	25
土豆粉条	13.6	鲜桃	28
甜土豆（白薯、甘薯、红薯）	54	生香蕉	30
雪魔芋	17	熟香蕉	52
藕粉	32.6	干杏	31
苕粉	34.5	梨	36
蒸芋头	47.9	苹果	36
山药	51	柑	43
牛奶食品		葡萄	43
低脂奶粉	11.9	猕猴桃	52
降糖奶粉	26	水蜜桃汁	32.7
老年奶粉	40.8	苹果汁	41
克糖奶粉	47.6	未加糖的柚子果汁	48
低脂酸乳酪（加人工甜味剂）	14	可乐	40.3
低脂酸乳酪（加水果和糖）	33	糖及其他	
一般的酸乳酪	36	果糖	23
牛奶（加人工甜味剂和巧克力）	24	乳糖	46
全脂牛奶	27	花生	14
牛奶	27.6	西红柿汤	38
脱脂牛奶	32	巧克力	49

表8-2 中等血糖指数食物（GI= 55 ~ 70）

食物	GI	食物	GI
米饭+芹菜+猪肉	57.1	小麦饼干	70
米饭+蒜苗	57.9	白小麦面面包	70
米饭+蒜苗+鸡蛋	67.1	黑麦粉面包	65
馒头+黄油	68	燕麦麸	55
玉米粉+人造黄油（煮）	69	小麦片	69
大麦粉	66	小米粥	61.5
荞麦面面条	59.3	大米糯米粥	65.3
荞麦面馒头	66.7	大米粥	69.4
甜玉米（煮）	55	即食羹	69.4
（粗磨）玉米粉（煮）	68	爆玉米花	55
二合面窝头	64.9	酥皮糕点	59
含直链淀粉高的白大米（煮、黏米类）	59	比萨饼（含乳酪）	60
意大利式硬质小麦细面条（煮12 ~ 20min）	55	蒸粗麦粉	65
细的硬质小麦扁面条	55	黄豆挂面	66.6
80% ~ 100%大麦粉面包	66	煮的白土豆	56
粗面粉面包	64	蒸的白土豆	65
汉堡包（加拿大）	61	糖浓度高的桃罐头	58
新月形面包（加拿大）	67	淡味果汁杏罐头	64
白高纤维小麦面包	68	淡黄色无核小葡萄	56
全麦粉面包	69	（无核）葡萄干	64
油炸土豆片	60.3	芒果	55
煮土豆	66.4	巴婆果	58
鲜土豆	62	麝香瓜	65
白土豆泥	70	菠萝	66
甜菜	64	橘子汁	57
冰淇淋	61	芬达软饮料	68
高纤维黑麦薄脆饼干	64	蔗糖	65
竹芋粉饼干	66		

表8-3　高血糖指数食物（GI > 70）

食物	GI	食物	GI
米饭+猪肉	73.3	即食大米（煮6min）	87
牛肉面	88.6	白小麦面馒头	88.1
含直链淀粉低的半熟大米（煮）白大米	87	蚕豆	79
含直链淀粉低的白大米（煮）	88	用微波炉烤的白土豆	82
大米饭	88	土豆泥	73
小米（煮）	71	土豆方便食品	83
糙米（煮）	87	无油脂烧烤土豆	85
糯米饭	87	胡萝卜	71
面条（一般的小麦面条）	81.6	蒸红薯	76.7
去面筋的小麦面包	90	酸奶	83
法国棍子面包	95	苏打饼干	72
白小麦面面包	105.8	米饼	82
玉米片	73	西瓜	72
高纤维玉米片	74	蜂蜜	73
可可米（家乐氏）	77	白糖	83.8
卜卜米（家乐氏）	88	葡萄糖	97
桂格燕麦片	83	麦芽糖	105
油条	74.9	南瓜	75
烙饼	79.6	胶质软糖	80

表8-4　基于血糖负荷的部分食物交换份

食物名称	交换份重/g	每份食物（GL）	食物名称	交换份重/g	每份食物（GL）
粮谷类			黑麦（整粒，煮）	25	6.6
强化蛋白通心粉	35	2.7	面条（硬，扁，粗）	25	6.7
通心粉（白）	35	3	方便面	25	7.2
米线	25	3.2	米仁	25	7.2
荞麦（黄）	25	9	粟（煮）	25	7.5
酥皮糕点	25	9.2	黑米粥	25	7.6
面条（硬小麦粉，细）	25	9.3	大米（即食，煮1min）	25	8.3
油条	25	9.4	通心面（管状，粗）	25	8.5
面条（全麦粉，细）	25	6.4	玉米碴	25	8.6
小麦（整粒，煮）	25	6.6	面条（小麦粉）	25	11.8

续表

食物名称	交换份重/g	每份食物（GL）	食物名称	交换份重/g	每份食物（GL）
玉米（甜，煮）	200	25.1	南瓜	175	5.9
粗麦粉（蒸）	25	12.2	鲜豌豆	125	12.3
桂格燕麦片	25	12.8	芋头（蒸）	50	4
玉米面（粗粉，煮）	25	12.8	百合	28	4.2
荞麦馒头	25	13	山药	75	4.4
白馒头	35	13.3	莲藕	65	4.8
小米（煮）	25	13.3	胡萝卜	100	5.5
玉米面粥	25	9.4	甜菜	175	19.7
寿司	25	9.6	饼干面包类		
黄豆挂面	25	9.8	花生酱饼干	25	1.5
荞麦方便面	25	10.1	达能牛奶香脆	25	5.8
小麦片	25	10.1	达能闲趣饼干	25	6.9
小麦粉	25	10.5	裸麦粉粗面包	35	7
荞麦面条	25	10.6	达能阳光早餐饼干	25	7.2
未发酵面饼	35	11.4	面包（混合谷物）	35	7.9
小米粥	25	11.5	面包（黑麦粒）	35	8.8
大麦粉（煮）	25	11.6	高钙达能饼干	25	8.8
玉米片	25	15.3	面包（去面筋）	35	12.3
碎白米饭	25	16.1	面包圈（白，原味）	35	12.6
大米饭	25	16.2	白面包（吐司）	35	12.8
糙米（煮）	25	16.5	苏打饼干	25	13.7
糯米饭	25	17.8	荞麦面包	35	16.4
烧饼	35	20.2	华夫饼干	25	9.1
香米饭	25	20.4	米面包	35	10.1
烙饼	35	14.7	汉堡面包	35	10.7
粗麦粉（煮）	25	3.9	燕麦面包	35	10.8
大麦（整粒，煮）	25	4	面包（粗面粉）	35	11.2
绿豆挂面	25	5	面包（黑麦粉）	35	11.4
通心粉	25	8.9	面包（80%燕麦粒）	35	11.4
鲜豆及蔬菜（GL/0.19MJ）			面包（高纤维）	35	11.9
洋葱	115	1.2	面包（全麦粉）	35	12.1
四季豆	125	1.4	棍子白面包	35	16.6
速冻豌豆	35	1.5	膨化米脆饼	25	17.2
青刀豆	125	2.5	白面包	35	17.9
扁豆	125	2.9	白小麦粉面包	35	18.5

食物名称	交换份重/g	每份食物（GL）	食物名称	交换份重/g	每份食物（GL）
薯类及制品			黄豆（浸泡，煮）	25	0.8
土豆粉条	25	2.7	水果（GL/0.19MJ）		
藕粉	25	6.9	李子	100	1.9
笤粉	25	7.1	樱桃	100	2.2
土豆（微波烤）	100	13.5	柚	100	2.3
甘薯（山芋）	100	14.3	桃	100	3.1
土豆（烤）	100	9.9	梨	100	3.7
土豆片（油炸）	100	9.9	芒果	100	3.9
土豆（蒸）	100	10.7	葡萄	100	4.3
土豆（煮）	100	11	草莓	150	4.3
甘薯（红，煮）	100	18.6	菠萝	100	6.3
干豆及坚果			杏干	30	7.3
腰果	15	0.9	香蕉（熟）	75	8.1
豆腐干	50	1.3	橙子	100	4.4
豆腐（炖）	100	1.3	杏	100	4.4
腰豆	35	1.7	香蕉（生）	75	4.7
鹰嘴豆	25	4.7	苹果	100	4.9
莲子	26	5	柑	100	4.9
黑豆汤	25	5.4	猕猴桃	100	6.2
黑眼豆	25	6	西瓜	250	9.9
蚕豆（五香）	25	2.5	芭蕉	100	13.7
红豆	25	2.9	提子	100	46.7
干豌豆	25	3	木瓜	100	8.3
芸豆（四季豆）	25	3.3	奶类		
扁豆（红，小）	25	3.6	全脂牛奶	160	1.5
绿豆	25	3.8	牛奶	160	1.5
四季豆（高压处理）	25	4	酸奶（原味）	130	2.3
扁豆（绿，小）	25	4.2	脱脂牛奶	160	2.6
利马豆（棉豆）	25	4.4	酸奶（加糖）	130	5.8
四季豆（罐头）	25	6.2	降糖奶粉	25	3.4
扁豆（绿小，罐头）	25	7.2	豆奶	160	4.9
栗子	50	10.7	老年奶粉	25	5.3
小扁豆汤（罐头）	25	6.1	无糖奶粉	25	6.2
黄豆（罐头）	25	0.7	冰淇淋	70	11.1
豆腐（冻）	150	0.8			

第二节

膳食纤维含量表

膳食纤维含量表见表8-5至表8-9。

温馨提示：此节所提供的工具表格的含义及使用方法详见第三章第四节。

表8-5 膳食纤维含量（谷、薯、豆类）

食物名称	膳食纤维/g	食物名称	膳食纤维/g
小麦	10.8	小麦胚粉	5.6
小麦粉（标准粉）	2.1	饼干（均值）	1.1
小麦粉（富强粉）	0.6	八宝粥（无糖）	1.4
麸皮	31.3	甘薯（红心）	2.2
大麦（元麦）	9.9	甘薯（白心）	1.0
玉米面（白）	6.2	白薯干	2.0
玉米面（黄）	5.6	土豆	0.7
玉米糁（黄）	3.6	木薯	1.6
玉米（鲜）	2.9	藕粉	0.1
玉米笋（罐头）	4.9	粉丝	1.1
小米（黄）	4.6	粉条	0.6
黄米	4.4	魔芋精粉（鬼芋粉）	74.4
大黄米（黍子）	3.5	大豆	15.5
稻米（均值）	0.7	黑豆	10.2
薏米（薏仁米）	2.0	青豆	12.6
青稞	1.8	绿豆	6.4
紫红糯米（血糯米）	1.4	赤小豆	7.7
高粱米	4.3	豌豆	10.4
黑米	3.9	扁豆	6.5
稻米（均值）	0.7	眉豆	6.6
荞麦	6.5	豇豆	7.1
荞麦面	5.5	芸豆（白）	9.8
莜麦面	5.8	花豆（红）	5.5
燕麦	13.2	蚕豆	1.7

注：以食物的100g可食部计。

表8-6 膳食纤维含量表（蔬菜类）

食物名称	膳食纤维/g	食物名称	膳食纤维/g
胡萝卜	1.1	大白菜	0.8
白萝卜	1.0	小白菜	1.1
红心萝卜	4.4	芹叶菜（鲜）	2.2
青萝卜	0.8	苋菜（绿、鲜）	2.2
豆角	2.1	大白菜	0.8
豇豆（长）	2.3	小白菜	1.1
荷兰豆	1.4	油菜	1.1
四季豆（菜豆）	1.5	圆白菜	1.0
毛豆	4.0	菜花	1.2
黄豆芽	1.5	西蓝花	1.6
绿豆芽	0.8	盖菜	1.2
豌豆苗	1.9	芥蓝	1.6
冬瓜	0.5	菠菜	1.7
苦瓜	1.4	生菜	0.7
西葫芦	0.6	芹菜	1.2
丝瓜	0.6	芹菜叶	2.2
黄瓜	0.5	苋菜（红）	1.8
南瓜	0.8	莴笋	0.6
佛手瓜	1.2	莴笋叶	1.0
茄子（均值）	1.3	茴香	1.6
西红柿	0.5	茼蒿	1.2
柿子椒	1.4	竹笋	1.8
辣椒（青）	2.1	冬笋	0.8
芹菜	1.2	春笋	1.8
青蒜	1.7	白笋干	43.2
黄豆芽	1.4	玉兰片	11.3
豇豆	2.3	百合	1.7
柿子椒	1.4	金针菜（黄花菜）（鲜）	7.7
西红柿	0.5	秋葵（黄秋葵、羊角豆）	4.4
蒜薹	1.8	芦笋	1.9
韭菜	1.4	莲藕	1.2
葱头	0.9	山药	0.8
蒜黄	1.4	芋头	1.0

注：以食物的100g可食部计。

表8-7 膳食纤维含量表（水果类）

食物名称	膳食纤维/g	食物名称	膳食纤维/g
富士苹果	2.1	荔枝	0.5
黄香蕉苹果	2.2	柚子	0.4
红玉苹果	4.7	鲜枣	1.9
鸭梨	1.1	干枣	6.2
雪花梨	0.8	猕猴桃	2.6
红肖梨	3.2	海棠	1.8
京白梨	1.4	橄榄	4.0
库尔勒梨	6.7	哈密瓜	0.2
久保桃	0.6	白兰瓜	0.8
水蜜桃	0.8	枇杷	0.8
黄桃	1.2	桑葚	4.1
五月鲜桃	0.9	芒果	1.3
杏	1.3	柠檬	1.3
李子	0.9	菠萝	1.3
柿子	1.4	桂圆	0.4
樱桃	0.3	西瓜	0.3
石榴	4.8	木瓜	0.8
无花果	3.0	柑橘	0.4
香蕉	1.2	橙子	0.6
草莓	1.1	山楂	3.1
杨梅	1.0	山楂（干）	49.7
杨桃	1.2	葡萄	0.4
椰子	1.7	葡萄干	2.9

注：以食物的100g可食部计。

表8-8 膳食纤维含量表（坚果类）

食物名称	膳食纤维/g	食物名称	膳食纤维/g
核桃（鲜）	4.3	大杏仁	18.5
核桃（干）	9.5	腰果	3.6
山核桃（干）	7.4	花生（鲜）	7.7
鲜栗子	1.7	花生仁（生）	5.5
杏仁（炒）	9.1	花生（炒）	4.3

食物名称	膳食纤维/g	食物名称	膳食纤维/g
榛子（炒）	8.8	开心果	8.2
葵花子（炒）	4.3	松子（炒）	12.4
葵花子（生）.	6.1	松子仁	10.0
南瓜子（炒）	4.1	莲子	3.0
南瓜子仁	4.9	白芝麻	9.8
西瓜子（炒）	4.5	黑芝麻	14.0
西瓜子（话梅）	13.2	芡实米	0.9

注：以食物的100g可食部计。

表8-9　膳食纤维含量表（菌藻类）

食物名称	膳食纤维/g	食物名称	膳食纤维/g
大红菇	31.6	木耳（干）	29.9
珍珠白蘑	23.3	木耳（水发）	2.6
黄蘑（干）	18.3	榛蘑（干）	10.4
冬菇（干）	32.3	冬菇（干）	32.3
银耳（干）	30.4	金针菇	2.7
普中红蘑（干）	24.6	平菇	2.3
松蘑（干）	47.8	鸡腿蘑（干）	18.8
口蘑（白）	17.2	牛肝菌（鲜）	3.9
蘑菇（鲜）	2.1	羊肚菌	12.9
蘑菇（干）	21.0	发菜（干）	35.0
大红菇	31.6	海带（干）	6.1
香菇	3.3	海带（鲜）	0.9
香菇（干）	31.6	紫菜（干）	21.6

注：以食物的100g可食部计。

第三节
食物交换表

食物交换表见表8-10至表8-17。

温馨提示：此节所提供的工具表格的含义及使用方法详见第四章第三节。

表8-10 谷物、薯类食物交换表

食品	质量/克	食品	质量/克
大米、小米、糯米、臕米	25	绿豆、红豆、芸豆、干豌豆（干）	25
高粱米、玉米碴	25	干粉条	25
面粉、米粉、玉米粉	25	油条、油饼、苏打饼干	25
莜麦面、燕麦片	23	咸面包、窝窝头	35
燕麦面	25	荞麦面、苦荞面	25
通心面、玉米面（白、黄）	25	混合面	25
各种挂面、龙须面	25	生面条、魔芋生面条	35
烧饼、烙饼、馒头	35	面筋	50
苏打饼干、椒盐饼干、巧克力维芙饼干	20	莲子、山药	150
桃酥、甜饼干	18	炸鱿鱼卷、炸薯片、炸虾片	16
蛋糕	30	鲜玉米	50
米饭	75	鲜玉米（中个、带棒心）	200
红薯片	60	栗子、白薯	40
红薯	70	凉薯	220
土豆、湿粉皮	100	藕、芋头	110

注：包含范围，谷物及其制品、薯类、大豆以外的其他豆类；营养特点，主要含有碳水化合物、提供膳食纤维；1单位营养素含量，碳水化合物20g，蛋白质2g，脂肪0g。

表8-11 蔬菜类食物交换表

食品	质量/g	食品	质量/g
毛豆	70	百合	50
鲜豌豆	110	慈菇	100
蒜薹、黄豆芽	200	冬笋	220
冬瓜	800	荸荠	150
洋葱、胡萝卜、蒜苗、苋菜	250	生菜	640
鲜菜豆、水萝卜、绿豆芽	340	蒜黄、圆白菜、雪里红	400
茴香菜、柿子椒	430	鲜蘑菇	390
莴苣笋	820	鲜竹笋	450
丝瓜、蓝菜、龙须菜、南瓜	500	茼蒿、油菜薹、西红柿	500
菠菜、油菜、韭菜、茴香菜、丕兰、塌棵菜、茭白	350	倭瓜、苦瓜、茄子、冬笋	500
红萝卜、鲜豇豆、荷兰豆、扁豆、空心菜	300	大白菜、莴笋、黄瓜、水浸海带、飘儿菜	600
西葫芦	750	芹菜	470

注：包含范围，各种蔬菜；营养特点，主要含有维生素、无机盐和膳食纤维；1单位营养素含量，碳水化合物18g，蛋白质4g，脂肪0g。

表8-12　水果类食物交换表

食品	质量/g	食品	质量/g
梨、李子、杏	250	桃、苹果、橘子、橙、葡萄	200
荔枝	120	红果	90
芒果	140	甜瓜（带皮）	360
柿子、鲜荔枝	150	草莓	300
鲜枣	90	芦柑、菠萝	160
哈密瓜、李子	220	猕猴桃	200
柚子	160	樱桃	220
西瓜	450	香蕉	150

注：包含范围，各种水果；营养特点，主要含有碳水化合物、维生素和无机盐、膳食纤维；1单位营养素含量，碳水化合物21g，蛋白质1g，脂肪0g。

表8-13　豆类食物交换表

食品	质量/g	食品	质量/g
大豆	25	腐竹、大豆粉	20
豆腐丝、豆腐干	50	北豆腐	100
南豆腐	150	油豆腐	35
豆腐脑	600	豆浆	225mL
青豆	20	黄豆	23
绿豆、豌豆	27	红小豆	27
蚕豆	25	粉丝（条）	90
炸蚕豆	23	炒豌豆	24

注：包含范围，大豆及其制品；营养特点，主要含有蛋白质、钙；1单位营养素含量，蛋白质9g，碳水化合物4g，脂肪4g。

表8-14　奶类食物交换表

食品	质量/g	食品	质量/g
奶粉、脱脂奶粉	20	奶酪	25
牛奶、羊奶	150	无糖酸奶	125
雪糕	65	冰淇淋	65

注：包含范围，各种奶类及其制品；营养特点，主要含有钙、蛋白质、脂肪、碳水化合物、维生素；1单位营养素含量，蛋白质5g，碳水化合物5g，脂肪6g。

表8-15 肉、禽、蛋、鱼类食物交换表

食品	质量/g	食品	质量/g
熟火腿、香肠、鸡蛋粉	20	肥瘦猪肉	25
猪肉松、猪肾	25	猪肝	70
猪蹄	30	午餐肉	35
熟叉烧肉、熟酱牛肉、酱鸡、酱鸭	35	带骨排骨（小）	45
瘦猪肉、瘦牛肉、瘦羊肉	50	驴肉	110
鸭掌	60	板鸭	20
红烧鸡肉	65	红烧牛肉	60
鹅肉、鸭肉	35	鸡肉、猪舌	50
鸡蛋、鹌鹑蛋（6个）	60	鸭蛋	60
鹅蛋	50	鸡蛋白	190
鸡蛋黄	25	松花蛋	55
猪里脊肉	60	兔肉	80
甲鱼	85	蚶（鲜）	200
干贝	25	鲫鱼、墨鱼	150
鱼松	25	鸡蛋清、牡蛎	150
带鱼、草鱼、鲤鱼、比目鱼	80	海螃蟹	110
鱿鱼（干）、海参（干）	25	田螺	135
鲜贝、对虾、大黄鱼、青虾鳝鱼、黑鲢	100	白鲢鱼	80
胖头鱼	130	河螃蟹	65

注：包含范围，各种肉类、禽类、蛋类、鱼类及其制品；营养特点，主要含有蛋白质、脂肪；1单位营养素含量，蛋白质9g，脂肪6g，碳水化合物0g。

表8-16 油脂、硬果类交换表

食品	质量/g	食品	质量/g
开心果（带皮）	15	炒松子	14
花生油、香油、玉米油、红花油、菜籽油	10	芝麻酱、花生米、核桃仁、杏仁	15
黑芝麻	15	腰果	16
南瓜子、葵花子（带壳）	20	西瓜子	25
植物油	10	猪油	10
黄油	10	奶油	45

注：1.包含范围，各种油脂和硬果；营养特点，主要含有脂肪和脂溶性维生素；1单位营养素含量，脂肪10g。
2.以上各表中的质量均为去除根、皮、壳等不可食部分以后的质量（注明者除外）。

表8-17　调味品0.5单位（产热45kcal）

食品	质量/g	食品	质量/g
白砂糖	10	芝麻酱	7
酱油	45mL	团粉	14
黄酱	40	甜面酱	30
蜂蜜	14mL	醋	110mL

第四节

301医院糖尿病食谱举例

一、1400kcal食谱举例

1.全天能量1400kcal食谱（一）

早餐：牛奶250mL

　　　煮鸡蛋1个（50g）

　　　全麦面包（50g）

　　　炝拌笋丝豆腐丝（莴笋75g，豆丝20g）

午餐：栗子扒翅中（栗子20g，鸡翅50g）

　　　蒜蓉苦瓜（100g）

　　　清炒空心菜（空心菜100g）

　　　紫米饭（紫米25g，大米25g）

　　　葱花卷（面粉25g）

　　　西红柿蛋花汤（西红柿50g，鸡蛋10g）

加餐：苹果150g

晚餐：豉汁蒸瓦块鲈鱼：鲈鱼50g

　　　熘山药片木耳彩椒（山药50g，木耳2g，彩椒25g）

　　　上汤娃娃菜（娃娃菜100g）

　　　烙发面饼（面粉50g）

玉米碴粥：玉米碴25g

全天用食盐5g，烹调油20g

该食谱营养素含量：能量1438kcal，蛋白质63g，脂肪45g，碳水化合物196g，蛋白脂肪及碳水化合物供能比为18：28：54。

2. 全天能量1400kcal食谱（二）

早餐：豆浆250mL

卤鸡蛋1个（鸡蛋50g）

香菇素菜包（香菇10g，油菜50g，面粉50g）

西芹百合（西芹50g，百合20g）

午餐：清炖排骨白萝卜枸杞（排骨50g，白萝卜75g，枸杞子2g）

烩鲜蘑黄瓜（鲜蘑25g，黄瓜100g）

清炒蒿子秆（蒿子秆100g）

薏仁米饭（薏仁20g，大米30g）

蒸芋头（芋头50g）

加餐：西瓜150g

晚餐：清炒虾球甜豆（虾肉50g，甜豆75g）

素炒丝瓜（丝瓜100g）

炝拌双色甘蓝（圆白菜50g，紫甘蓝50g）

荞麦面馒头（荞麦20g，面粉30g）

红豆粥（红豆15g，大米15g）

加餐：牛奶150mL

全天用食盐5g，烹调油22g

该食谱营养素含量：能量1424kcal，蛋白质62g，脂肪46g，碳水化合物190g，蛋白脂肪及碳水化合物供能比为17：29：54。

二、1600kcal食谱举例

1. 全天能量1600kcal食谱（一）

早餐：牛奶冲麦片（牛奶200mL，麦片15g）

五香鹌鹑蛋4个（鹌鹑蛋40g）

烤咸面包片（面包片50g）

芥蓝黄豆（芥蓝100g，黄豆15g）

午餐：双冬烧鸭块（鸭肉50g，冬笋50g，冬菇15g）

海米冬瓜（海米5g，冬瓜100g）

蚝油生菜（生菜150g）

米饭（大米50g）

果料小窝头（葡萄干5g，玉米面25g）

紫菜蛋花汤（紫菜2g，蛋花10g）

加餐：火龙果200g

晚餐：猪肉白菜水饺（肉50g，白菜100g，面75g）

拌青瓜木耳（青瓜100g，干木耳3g）

爽口泡菜（圆白菜50g，胡萝卜25g）

加餐：无糖酸奶125mL

全天用食盐5g，烹调油25g

该食谱营养素含量：能量1633kcal，蛋白质75g，脂肪48g，碳水化合物224g，蛋白脂肪及碳水化合物供能比为18：27：55。

2. 全天能量1600kcal食谱（二）

早餐：豆腐脑（250g）

煮鸡蛋1个（鸡蛋40g）

芝麻咸火烧（面粉50g）

　　　　　拌豆苗（豆苗50g，面粉15g）

午餐：草菇蒸鸡（草菇15g，鸡50g）

　　　　蛤肉菠菜（蛤蜊肉25g，菠菜100g）

　　　　浇汁西蓝花（西蓝花100g）

　　　　高粱米饭（高粱米25g，大米25g）

　　　　馒头（面粉25g）

　　　　虾皮白萝卜丝汤（虾皮2g，白萝卜丝25g）

加餐：木瓜250g

晚餐：香煎银鳕鱼（鳕鱼50g）

　　　　肉丝芦笋（芦笋75g，肉丝15g）

　　　　蒜泥苋菜（苋菜100g）

　　　　玉米面发糕（玉米面25g，面粉25g）

　　　　紫米粥（紫米15g，大米10g）

　　　　全天用食盐5g，烹调油25g

　　该食谱营养素含量：能量1606kcal，蛋白质72g，脂肪48g，碳水化合物222g，蛋白脂肪及碳水化合物供能比为18：27：55。

三、1800kcal食谱举例

1.全天能量1800kcal食谱（一）

早餐：牛奶200mL

　　　　茶叶蛋1个（鸡蛋50g）

　　　　燕麦发糕（燕麦面25g，面粉50g）

　　　　拌黄瓜丁花生米（黄瓜丁100g，花生米10g）

午餐：黄焖牛肉土豆（牛肉75g，土豆100g）

　　　　开洋白菜（海米5g，白菜100g）

　　　　清炒西葫芦（西葫芦100g）

　　　　大米绿豆饭（大米30g，绿豆20g）

　　　　五香卷（面粉50g）

　　　　酸辣汤（豆腐20g，黄花5g，木耳2g）

加餐：桃子150g

晚餐：鸡丝香菇荞麦面（鸡丝50g，香菇25g，

　　　　荞麦25g，面粉50g）

　　　　麻酱茄子（麻酱5g，茄子100g）

　　　　凉拌苦菊（苦菊100g）

加餐：无糖酸奶125mL

　　　　全天用食盐5g，烹调油25g

　　该食谱营养素含量：能量1820kcal，蛋白质83g，脂肪53g，碳水化合物252g，蛋白脂肪及碳水化合物供能比为18 ： 26 ： 56。

2. 全天能量1800kcal食谱（二）

早餐：豆浆250mL

　　　　煮鸡蛋1个（鸡蛋40g）

　　　　葱花饼（面粉75g）

　　　　五彩海带丝（鲜海带25g，胡萝卜50g，

　　　　彩椒50g）

午餐：清汤丸子（猪肉50g，虾仁25g，鲜蘑

　　　　25g，菜心25g）

　　　　什锦荷兰豆（荷兰豆150g）

　　　　白灼芥蓝（芥蓝100g）

　　　　青稞米饭（青稞30g，大米20g）

　　　　枣合叶（枣15g，合叶50g）

加餐：葡萄200g

晚餐：雪菜烧瓦块鱼（雪菜20g，草鱼50g）

　　　　肉丝蒜苗（肉丝25g，蒜苗100g）

　　　　拌西芹木耳（西芹100g，干木耳2克）

紫米糕（紫米30g，玉米面20g）

小米南瓜粥（小米25g，南瓜50g）

加餐：牛奶200mL

全天用食盐5g，烹调油28g

该食谱营养素含量：能量1812kcal，蛋白质82g，脂肪52g，碳水化合物255g，蛋白脂肪及碳水化合物供能比为18∶26∶56。

四、2000kcal食谱举例

1. 全天能量2000kcal食谱（一）

早餐：牛奶冲麦片（牛奶200mL，麦片20g）

摊鸡蛋1个（鸡蛋40g）

素包子（面粉75g，虾皮10g，小白菜100g）

蒜蓉豇豆（豇豆100g）

午餐：虫草花炖乌鸡（虫草花20g，乌鸡50g）

肉丝魔芋彩椒（肉丝20g，魔芋10g，彩椒100g）

炝炒圆白菜（圆白菜100g）

薏仁米饭（薏仁20g，大米30g）

双色花卷（面粉50g）

加餐：京白梨200g

晚餐：炸酱面（面粉75g，猪肉25g，黄瓜100g）

香椿芽拌黄豆（香椿芽25g，黄豆25g）

蒜泥黑木耳（干黑木耳10g）

蒸玉米100g

全天用食盐5g，烹调油28g

该食谱营养素含量：能量2004kcal，蛋白质83g，脂肪63g，碳水化合物276g，蛋白脂肪及碳水化合物供能比为17：28：55。

2. 全天能量2000kcal食谱（二）

早餐：薏米红豆粥（薏米15g，红豆15g）
　　　鸭蛋半个（30g）
　　　白萝卜丝饼（白萝卜丝50g，饼50g）
　　　拌三丝（豆芽50g，胡萝卜20g，粉丝20g）
午餐：蒜蓉蒸大虾（海虾50g）
　　　肉片杏鲍菇（猪肉20g，杏鲍菇75g）
　　　清炒紫菜薹（紫菜薹100g）
　　　米饭（大米50g）
　　　小窝头（玉米面50g）
　　　青菜面疙瘩汤（青菜20g，面粉10g）
加餐：猕猴桃150g
晚餐：砂锅煲排骨木瓜（排骨50g，木瓜75g）
　　　桃仁烧丝瓜（鲜桃仁15g，丝瓜100g）
　　　蒜香盖菜（盖菜100g）
　　　荞麦面馒头（荞麦30g，面粉20g）
　　　红薯（125g）
加餐：牛奶200mL
　　　全天用食盐5g，烹调油28g

该食谱营养素含量：能量2035kcal，蛋白质89g，脂肪63g，碳水化合物278g，蛋白脂肪及碳水化合物供能比为17：28：55。

参考文献

[1] WHO, IDF. Definition and diagnosis of diabetes mellitus and intermediate hyperglycemia : report of a WHO/IDF consultation. Geneva : World Health Organization. 2006.

[2] Vijan S. In the clinic. Type 2 diabetes. Annals of Internal Medicine. 152 (5): ITC3-1. DOI : 10.7326/0003-4819-152-5-201003020-01003.

[3] Franz MJ, Warshaw H, Daly A E, et al. Evolution of diabetes medical nutrition therapy. Postgrad Med J, 2003;79 : 30-35.

[4] Marianna K, Athanase P, Gregory T, et al. Milestones in the history of diabetes mellitus : The main contributors. World J Diabetes. 2016, 7 (1): 1-7.

[5] Lee J S. From Thebes to Toronto and the 21st Century : An Incredible Journey. Diabetes Spectrum, 2002, 15 : 56-60.

[6] Franz M J, Boucher J L, Evert A B. Evidence-based diabetes nutrition therapy recommendations are effective : the key is individualization. Diabetes Metabolic Syndrome and Obesity : Target and Therapy, 2014, 7 : 1-8.

[7] 中华医学会糖尿病学分会. 中国2型糖尿病防治指南（2013年版）中华糖尿病杂志, 2014, 6 (7): 447-498.

[8] 中华医学会糖尿病学分会中国医师协会营养医师专业委员会. 中国糖尿病医学营养治疗指南（2013），中华糖尿病杂志, 2015, 7 (2): 73-88.

[9] 孙树侠. 怎样吃能控制糖尿病. 合肥：安徽科学技术出版社, 2013.

[10] 中国营养学会. 中国居民膳食指南2016. 北京：人民卫生出版社, 2016.

[11] 刘英华, 张永. 临床营养培训手册. 北京：化学工业出版社, 2016.

[12] 向红丁. 向红丁细说糖尿病. 南京：江苏凤凰科学技术出版社, 2013.

[13] 杨月欣, 王光亚, 潘心昌. 中国食物成分表, 2009.